별난 치과의사의
건강찌레이션

유준곤 지음

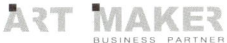

• 프롤로그

책으로 들어가며

'별난 치과의사의 키 처방전'이란 책을 출간하면서 '이제 한숨 돌릴 수 있겠구나!' 하는 기대는 채 일주일도 만족되지 않았다.

그 책의 내용을 보고 찾아오시는 분들이 많아 연구소와 생활에 넋을 놓은 날이 많아지게 된 것이다.

그냥 '모발 검사' 결과를 해석할 수 있는 정도의 수준으로 내 놓았던 책 덕분에 하루 일이 끝난 후에도 어느 정도 시간이 지나 체력을 회복한 후에야 퇴근하는 날이 늘어난 것이다.

그래서 두 번째의 책 출간에는 각오까지 필요하게 되었다. 그래도 용기를 내어 책을 내는 이유는 사실[Fact]과 의견[Opinion]을 구분하지 못해 10년 이상을 시행착오로 보냈던 손실을 나만이 하는 것은 아니라는 것을 알았기 때문이다.

책을 보고 찾아오신 분들과 상담을 하면서 그 분들 또한 내가 걸었던 시행착오의 길을 걸어가고 있는 것을 자주 보았기 때문에 이런 일을 그 분들만이 겪는 것이 아니라 아주 많은 분들이 겪고 있으리라 짐작할 수 있기 때문에 그런 시행착오를 줄이고 싶어 각오와도 같은 용기를 내어 출간하게 된 것이다.

'힘이 좋으면 체력이 좋다.'

맞는 말인가?

'체력이 좋으면 건강하다.'

역시 '맞다.'고 생각하는가?

또 있다.

'체력은 국력'이란 말.

옳은가?

이런 부분들을 짚고 싶어 용기를 낸 것이다.

10여년 간 월간지에 기고했던 글들을 모았기에 전체 내용의 연결 고리가 엉성해 어수선해 보일 수도 있다는 것을 알면서도 이런 부분들을 짚고 싶다는 생각에 용기를 내어 출간하기로 한 것이다.

　두 번째 책을 출간하는데 많은 생각이 파노라마처럼 떠오른다.

　직접 만나서 이야기를 들어보고 결정하겠다면서 대담하게 찾아 온 '야뇨증으로 고생하는 초등학생'도 떠오르고, 전신 사마귀로 고생하는 아이에게 몇 가지 시도를 했지만 그 시도에 의한 결과라고 예측하기는 어려울 정도로 전신의 사마귀가 모두 사라진 채 다시 나타난 아이를 멍하니 바라보기만 했던 일도 떠오른다.

　갑자기 '다발성 경화증'이란 불치병으로 고생하다 결국 학업을 정리하고 귀향해야할 정도로 자신의 몸조차 가누지 못하고 동공마저 컨트롤할 수 없는 대학후배, 다른 후배에게 거의 업히다시피 해서 찾아온 그 후배에게 역시 불치병으로 고생하던 내 과거를 들려주며 자연치유의 길로 안내해 결국 그런 병을 앓았을 것이라고는 생각할 수 없을 정도로 몸이 좋아져 함께 술을 먹었던 일.

1년 후 그 후배가 익사사고를 당했다는 이야기를 전해 들으며 '그래도 삶의 질이 좋은 상태에서 보냈잖아?'하며 나 스스로를 달래면서도 운명을 주관하는 누군가를 원망했던 일.

'아토피만 낫게 해 주면 뭐든지 각오하겠다.'며 우격다짐 식으로 찾아온 중학생에게 '아토피는 네 스스로 치료하는 거란다. 나는 과정만 안내할 뿐이야.'하면서 '모발검사'와 '식이요법', '영양요법'을 통해 과정 안내를 했는데 혐오감 때문에 학교에서 당분간 등교를 하지 말라고 할 정도의 얼굴을 가지고 다시 찾아왔을 때의 그 안타까움이란!

아토피란 피부에서 생기는 병이라기보다는 독소가 피부를 통해 몸에서 빠져나가는 현상이란 설명을 듣고 시작했지만, '권투글러브를 끼고 자야만 긁지 않고 버틸 수 있다.'는 어려움을 토로하는 그 아이를 바라보는 안타까움이란! 하지만, 3개월의 고난 끝에 결국 뽀얀 아이 얼굴을 하고 찾아온 그 아이를 보았을 그 환희!

이런 여러 일들이 파노라마처럼 지나가는 것이다.

그것이 두 번째 책을 내는 이유이기도 하다.

작년 가을에 출간하기로 하고 준비했던 일이 게으름 때문에 1년이 더 지나갔다.

나를 아는 사람들은 나를 무척 부지런한 사람으로 바라본다.

치과의사로서 일을 하고 있고, 네트워크마켓팅[암웨이]을 10년 넘게 해서 나름 인지도가 있는 편일 정도로 역시 시간을 할애하고 있으며, 연구소를 운영하고, 나름 소신을 가지고 출원하여 가지고 있는 순대특허 또한 5개에 이를 정도로 시간을 투자하니 그렇게 잘 못 볼 수도 있다.

하지만, 가만있으려 해도 정말 부지런한 분들에 대한 예우가 아닌 것 같아 고백컨대 아침에 11시부터 진료할 정도로 늦은 시작이다.

흔히 부지런함의 대명사로 불리는 'early bird'는 분명 아닌 셈이다.

10~12시간 가량을 집에서 보낼 정도이니 말이다.

물론 집에서 그냥 쉬는 것은 아니지만 말이다.

이쯤에서 'early bird' 이론에 반박 아닌 반박을 하고 지나가야겠다.

'일찍 일어난 새가 벌레 하나라도 더 잡는다.' 라는 것이 그 이론의 배경으로 알고 있다.

'일찍 일어나면 더 많은 것을 얻을 수 있다.'는 논리 말이다. 하지만 입장을 바꾸어 보면 그 반대의 결과를 얻을 수도 있는 것이다.

일찍 일어나 돌아다니다가 새의 눈에 띄어 잡아먹힌 벌레의 입장 말이다.

늦게 일어났으면 잡힐 확률이 더 줄어들지 않았을까?

이 책을 볼 때 관점을 세 가지로 가지면 좋겠다.

첫 번째는 '사실[Fact]과 의견[Opinion]'이다.

이 책을 읽고 난 후 우리 가까이에 넘쳐나는 지식이나 상식들이 이 둘 중에 어느 부분에 가까운지 구분이 되기 시작한다면 이건 글을 읽은 분이나 내용을 전하려 한 나, 서로의 횡재인 것이다.

두 번째는 '전체[Whole]와 부분[Part]'이다.

굵은 나무에 눈을 바짝 들이대면 그 나무 한 그루만 보이겠지만 본래 그 나무는 숲의 무수히 많은 나무 중 하나일 뿐 그 나무 한 그루가 숲이 될 수는 없다. 그리고 숲에 나무만 있는가? 풀도 있고, 꽃도 있고, 새도 있고, 썩은 나뭇잎들도 있어야 진정한 숲이지. 그리고 세 번째는 '다르다[Different]와 틀리다[Incorrect]'이다.

'풍경을 바라보는 방향이 달라서 생긴 차이를 틀리다고 할 수는 없다.'는 것이다.

많은 분들의 도움으로 두 번째 책이 세상에 나오게 되었다.

책을 기다리다 못해 '도대체 책이 나오기는 나오는 거예요?'라며 눈치를 주던 주위 분들의 강압어린 시선이 없었다면 출간은 내년으로 갔을 수도 있으니 그 분들의 도움이 크다 하겠다.

멀고 먼 길을 오가시며 잘할 때나 못할 때나 격려를 아끼지 않아주신 '김일두, 오영옥'님, 따뜻한 말 한 마디 더 해주고 싶어 하며 도움을 아끼지 않아 주신 '김정택, 권병희'님, 내적인 세계로의 눈을 열게 해 주시며 전폭적인 도움을 주신 '박교영, 전미영'님께 머리 숙여 감사의 마음 드린다.

스승이 없이 제자가 있겠나 싶다.

자신의 몸을 던지다시피 하면서 자연의학으로의 길을 알려주신 '김용운' 선생님께 늦게나마 감사의 마음 드린다.

가족이 빠질 수 없다.

공 튀듯이 퇴근 후를 예측하지 못하는 나를 이해하며 부지런히 아이들을 키워주는 아내 '조강미'에게 감사의 마음을 전하고 싶고, 자신이 가진 특별한 자질에 자신감을 가지고 미래를 구상하며 활기찬 학창 생활을 하고 있는 딸 '해인'에게도 고마운 마음 전한다.

용기를 준 아들에게도 감사할 일이다.

혹독하디 혹독한 훈련으로 소문난 해병대에 자원하여 지금은 멀리 백령도 최전선에서 흑룡해병으로서 열심히 전선을 지키며 기꺼이 임무를 다하고 있는 아들 '용원'의 용기가 내게 책을 낼 용기를 주었으니 말이다.

말이 길었다.

서문이 본문이 된 것 같다.

2009.10.10 산자락 아래에서 유준곤

목차

프롤로그 - 책으로 들어가며 ... •4
용어의 정의 ... •14

01 합리적 사고 v.s. 자연적 사고

의사가 못 고치는 환자는 어떻게 하나? ... •21
소금이 식품입니까? 광물입니까? ... •27
짜게 먹지 말아라. = 소금 먹지 말아라? ... •30
'오백식품(五白食品)' 중의 하나는 화학조미료이다. ... •44
'오백식품' 중의 나머지는 '하얀 밀가루' '하얀 쌀' '하얀 설탕'이다. ... •50

02 내 안의 의사, 시상하부

내 안의 의사 '시상하부' ... •57
Of the System, By the System! ... •66
갑상선이 인체에게!(빠른우편) ... •77
암이라고 서양의학에서 규정한 병 ... •88
황금돼지를 몰고 들어온 야뇨증! ... •94
키 성장 그리고, 자신감! ... •100
'아토피(ATOPY)' 단상(斷想)! ... •107
용기와 끈기로 아토피를 이겨낸 중학생 ... •115

03 체력은 국력, 맞는 말인가?

체력이 좋으면 건강한가? ... •123
음식, 기운으로도 판단합시다! ... •132
'물개 오메가-3' 대 '연어 오메가-3' ... •139
푸르디 푸른 생명의 기운 ... •150
'수족구병', 공격의 문제, 방어의 문제? ... •157
'신종 플루'? '날 양파'로 날려보자! ... •166

04 자연의학, 고개만 돌려도 보인다. 그리고...

새로운 물질-바이오, 애니킬러, 유황을 포함한 사료 첨가제, 커리 ... •178
자연의학[自然醫學], 입증은 사실[Fact]을 근거로 해야! ... •181
음양감식법, 기준에 따라 다르다! ... •191
마음의 자연의학[自然醫學], 기질! ... •200
이천 구년 오월의 예쁜 여행 이야기! ... •211
순대=코리안 씨레이션 ... •222

에필로그 - 책에서 나오며 ... •227

용어의 정의

이 책에서 사용하는 의학 용어의 개념에 대해 정의하고자 한다.

과학적인 사고를 가지고 행위에 대한 과정 및 결과를 계량화할 수 있는 의료를 우리가 일반적으로 쉽게 접할 수 있기에 '일반의학'이라 칭하기로 한다.

또 행위와 과정 및 결과를 계량화하기가 어려워 과학적인 면으로 볼 때는 의료라 볼 수 없을 수도 있는 의료, 하지만 의료 행위에 대한 결과는 규칙적이어서 일반 의료인의 입장에서 볼 때 완전히 의료가 아니라고 할 수도 없는 그런 의학을 '한의학'이라 하기로 한다.

반면 이러한 의료와는 다른 세계가 있는데 그것은 일반의학이나 한의학에서 볼 때 이해하기가 어렵고 어떤 경우에는 자신의 의학적인 관을 번복해야만 이해할 수 있는 경우도 있는데 이런 의학을, 합법적으로 인정된 것은 아니지만 행위 자체가 의료인의 행위가 비슷해서 의학이라 하여 '자연의학'이라 칭하기로 한다.

'자연의학[自然醫學]'은 다른 말로 '대체의학[代替醫學]', '민간의학[民間醫學]'이라고도 하는데 그래도 가장 자연스러운 표현이 '자연의학'이어서 '자연의학', '자연의료'라 칭하기로 하는 것이다. 그렇다고 '자연의학'의 반대되는 표현으로서 '일반의학'과 '한의학'을 '비자연의학'이라 하는 것이 아니라 과학적인 사고와의 근접 정도로 보아 그렇게 표현하고자 하는 것이다.

표현의 예를 들자면

'일반의학'이 '어디'라는 표현을 사용한다면 '한의학'에서는 '어디쯤'이란 표현을 사용한다고 볼 수 있고 '자연의학'에서는 '어디쯤일거야, 어디쯤인 것 같은데'라는 표현을 사용한다고 생각하면 되는 것이다.

즉 '일반의학'은 정확한 '사실[Fact]'을 바탕으로 하기에 개인적인 '의견[Opinion]'은 반영도가 '한의학'보다 덜해서 어떤 문제에 있어 '일반의사'간 대응 방법이 비슷하다.

반면 '한의학'의 경우 '사실'에 '철학적인 의견, 견해'가 반영되므로 '한의사'간 대응 방법은 '일반의사' 사이보다 현격히 달라질 수 있다.

'자연의학'의 경우 대부분 '일반의학'이나 '한의학'에서 아직 정립되지 않은 새로운 이론을 바탕으로 이루어지므로 '사실'의 반영도가 예측하기 힘들지만 '나노유황'이나 '티파워', '고단위 셀레늄' 들처럼 뜻밖의 효과를 보는 경우가 종종 있어 전체를 무시할 만한 정도는 아니다.

그리고 이렇게 효과가 어느 정도 반복 입증되는 경우들은 대부분 과학적 '사실'과 '이론'을 어느 정도 바탕으로 하기에 '일반의학'이나 '한의학'에서 임상으로 검증을 해 본다면 좋은 결과를 기대할 수 있을 것이다.

01 합리적 사고 VS 자연적 사고

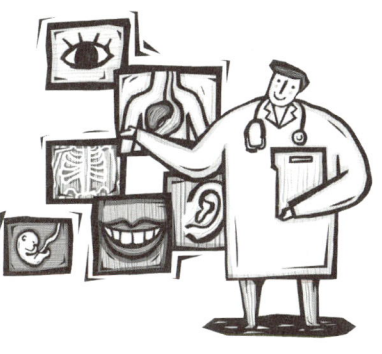

의사가 못 고치는 환자는 어떻게 하나?

 '그래도 지구는 돈다!' 힘 적인 열세로 인해 "'태양'이 지구를 중심으로 돈다."라는 교회의 가르침(?)을 인정할 수밖에 없었던 '갈릴레이'가 종교재판장을 나서면서 했다고 전해지는 이야기이다. 이 이야기가 몇 백년이나 지나도록 전해져 내려오는 이유는 '과학자의 소신'을 기리기 위한 면도 있겠지만 '종교가 과학을 평가한 것이 잘못된 것이었다.'는 이유도 있었을 것이란 생각이 든다.

어찌 보면 요즘 같은 세상에서는 얼토당토 않는 이야기라고 여겨질 법도 하지만 당시에는 '종교'가 온 세상의 일을 판단하는 기준이 되었기에 종종 일어날 수 있던 일인 것이다. 그 당시엔 '마녀 사냥'이라는 말이 종종 나오곤 했다. 일방적인 생각을 기준으로 판단하여 사람이나 단체를 몰아 부칠 때 당하던 사람이나 단체들이 사용하던 말을 하필 종교적인 뉘앙스를 풍기는 '마녀'라는 단어를 사용한 것을 보면 중세에 당하던 사람들이 억울하기도 많이 억울했었고 서럽기도 많이 서러웠나 보다.

얼마 전, 우연한 기회에 특이한 제목을 가진 책을 만났다.
성경의 창세기에 나오는 내용들이 매우 과학적이라는 모 의과대학 생리학 교수님의 생각을 실은 책이었는데 그 책을 읽어 가면서 '참 세상 많이 변했구나!'라는 생각을 하게 되었다. 종교를 세상 판단의 기준으로 삼았던 시대에서 어느새 과학이 세상 판단의 기준이 된 시대가 온 것이다. 그래서 돌아보니 세상은 온통 '과학'이 지배하는 시대가 되어 있다. '과학적'이라는 말은 '옳다. 정당하다. 거짓이 아니다.'라는 말의 다름 아닌 것이다. 반면 '과학적이 아니다.'라는 말은 '비과학적'이란 말로 해석되어 '옳지 않거나 옳지 않을 가능성이 매우 많다. 정당하지 않거나 정당하지 않을 가능성이 많다. 거짓이거나 거짓일 가능성이 많다.' 라는 말과 다름없다 하겠다. 한 때 세상에서 돌아가는 모든 것을 판단하는데 최고의 기준이었던 종교조차 이제는 '과학적인 판단 기준에 부합되어야 사람들이 미더워 한다!' 하니 다른 분야는 오죽하겠는가? 하지만, 개인적인 견해로는 '종교가 판단의 기준이 되어야 할 부분들이 있고, 과학이 판단의 기준이 되어야 할 부분들이 있다. 즉, 서로 다른 영역에서 각각의 기준 역할을 해야 한다는 것!'이다. 그렇지 않다면 과거에 자신의 영역이 아닌 과학의 영역에서조차 종교가 주인 역할을 하는 우를 범한 것처럼, 현재 종교와 같이 과학의 영역이 아닌 곳에서도 과학이 주인 역할을 하는 우를 범할 수도 있는 것이다.

'과학이란 사람이 자연의 규칙을 밝혀가고 있는 분야'라고 한다면 아직 밝혀지지 않은 부분을 비과학적이라 할 수는 없다. 과학이 밝혀낸 부분의 증거와 반대되는 부분을 비과학적이라고 하는 것은 옳다고 할 수도 있지만 아직은 밝혀지지 않아 어떤 결론을 내릴 수 없는 부분에 대해 같은 취급을 하는 것은 옳지 않다는 것이다. 만일 밝혀지지 않은 부분에 대해 비과학적이라고 한다면 '100년 전의 과학은 현재의 과학이 밝혀낸 부분에 대해 비과학적이라고 해야 옳다.'라는 모순에 빠질 수도 있는 것이다. 하지만, 아쉽게도 아직 밝혀내지 못한 분야에 대해 비과학적 취급을 하는 경우를 종종 보고 있다. 가장 과학적인 의학이라는 서양의학은 동양의학에 대해 얼마 전까지만 해도 이러한 취급을 했었다. 결과에 이르는 과정이 밝혀지지 않았다는 이유로, 한의사마다 다른 처방을 한다는 이유로, 이런 저런 이유로 한의학 전체를 비과학적이라 취급했던 것이다. 이제는 많이 바뀌어 부분적으로 인정을 하는 것으로 알고 있다만. 나라에서 인정해주는 한의학조차 이렇게 비과학적 취급을 받았으니 백성들의 생활 속에 스며들어 있는 자연의학이야 오죽했을까?

어느 판사 분께서 '의사가 못 고치는 환자는 어떻게 하느냐' 면서 "서양의학에서 오랫동안 고치지 못했던 자신의 병을 아주 짧은 기간에 고쳐 준 자연의학을 법적으로 인정해 달라!"라며 헌법소원까지 했을까?

하긴 나도 내가 가진 치주병을, 서양의학에서 불치병으로 판정내린 질환의 진행을 자연의학을 통해 현저히 느리게 하지 않았다면 자연의학을 인정하지 않았을지도 모르는 일이다.

가만 보면 자연의학을 인정하는 사람들은 대부분 나와 같은 경험을 가진 분들이다. 가장 과학적인 의학이라는 서양의학에서 손을 들어 버리고, 자연에 대한 경험적 이치를 적용한다는 한의학에서도 손을 들어 버린 병을 가졌던 사람들이 '어차피!'라는 심정을 가지고 찾았던 자연의학에서 자신 삶의 가치를 찾았을 경우 자연의학을 인정할 수밖에 없는 것이다. 나는 치주병을 가진 환자를 대할 때면 그 분이 가진 인체 운영 시스템을 보고자 노력한다. 치주병에는 공격과 방어의 개념이 있기에 공격을 하는 부분은 내가 제거하고 방어하는 부분은 환자가 노력해야 하는 것이다. 이렇게 환자의 방어망을 구축하기 위해서는 그 방어망을 구성하는 인체 운영 시스템을 알아야 하기에 그 시스템을 보려고 하는 것이다. 이렇게 해서 인체 운영 시스템을 알게 되면 환자는 자신의 식단을 바꾸게 되고 그렇게 바꾸게 된 식단은 그 환자의 시스템에 좋은 식단이 되게 마련이다. 자연의학에서 주장하듯 사람의 몸은 서로 다른 운영 시스템을 가지고 있기에 비슷해 보이지만 고유한 식단을 가지는 것이다. 비록 학교에서 배운 것은 아니더라도 내 몸을 통해 얻은 경험치를 나누어 드리는 길, 밝혀지거나 정립되지 않았기에 비과학적이라 공격받아도 어쩔 수 없이 이 길을 가야 하는 것이 자신의 몸을 통해 혜택을 입은 사람들, 자연의학을 알리는 사람들의 공통된 마음일 것이란 생각이 든다.

"소금이 식품입니까? 광물입니까?"

2008.02.18

이명박 대통령 주재로 열린 국무위원 내정자 워크숍에서 나왔던 파격적인 질문이었단다.

엉뚱해 보이기도 할 정도로 전혀 뜻밖의 질문에 대한 결과는 파격에 가까웠다.

2008.03.28

우리나라에서 '천일염'이 광물에서 식품으로 분류된 날이다.

그간에는 꽃소금이라고 불리는 '정제염'만 식품으로 분류되어 있어서 모든 음식점에서는 법적으로 정제염만 사용해야 했었는데 이제 우리나라 천일염을 사용할 수 있게 된 것이다. 정제염만을 식품으로 고집하던 유럽과 미국에서는 부분적으로 천일염을 식품으로, 아니 식품을 넘어 거의 건강보조식품의 위치까지 올려놓았건만 우리나라에서는 과거 유럽과 미국의 영향을 받아 천일염을 광물로 분류해 놓고는 그 때까지 돌아보지도 않고 있었던 것이다.

나는 이런 파격적인 결과를 이끌어낸 질문을 한 분이 궁금했다.

그는 1954년 생으로 원광대학교 석사 출신이었다. 그는 우리나라에 처음으로 참다래 농업을 이끌어내어 초등학생 책에 '참다래 아저씨'로 실려 있단다. 하지만 이렇게 뛰어난 분도 일방적인 의견에 밀려 미국산 소고기 수입문제로 장관의 자리에서 희생되었다. 그 뛰어난 분이 그 장관의 자리에서 자신이 펴고 싶었던 정책 한 번 제대로 펴 보지도 못하고, '참다래 아저씨'로 기억하며 존경하는 아이들에게 '참다래' 만큼이나 아니 더 많은 혜택을 후대 대대로 내려줄 수도 있는 일을 해 낼 수도 있는 분이 장관의 자리에서 내려온 것이다. '천일염'을 식품의 위치로, 자신이 있어야할 위치로 찾아줘 우리나라 소금이 세계로 나아갈 길을 열어준 분이었으니 다른 것도 많이 열어줄 기회가 있었을 텐데 말이다.

'정운천'

꼭 한 번 만나 식사라도 함께 했으면 하는 분이다.

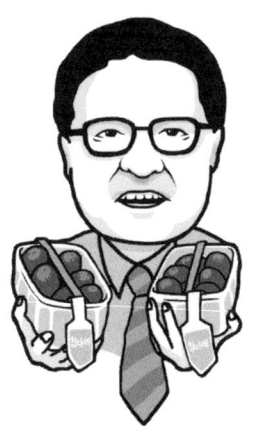

짜게 먹지 말아라.
= 소금 먹지 말아라?

우리 속담에 '그 집 소금장수 사위를 보았나? 왜 그렇게 웃고 다녀!', '소금장수 사위를 보았나? 음식이 간간해졌네.'라는 말이 있다. '소금'이 생명 유지에 아주 중요한 역할을 해서 귀하신 몸 대접을 받던 시절의 일이었으니 그런 속담이 생긴 것일 게다. 이렇게 우리에게 '소금'은 아주 귀한 존재였다. '소금'을 다루는 사위를 얻어야만 그것을 넉넉하게 사용할 수 있었기에 음식을 간간하게 조리할 수 있을 정도였고, 그렇게 귀한 소금을 다루는 직업을 가져서 가난하게 살 리 없겠기에 마음 편히 웃을 수 있었을 게다. 이렇게 귀한 '소금'. 더구나 우리는 이러한 '소금'을 이용한 수많은 음식들을 가지고 있다. 김치며 된장이며 간장 그리고 많고도 많은 젓갈류 들이 대표적인 음식들이다. 그렇게 '소금'과 그 '소금'을 이용한 음식들이 우리 주위에는 많이도 널려 있고 아주 친숙해져 있는 것이다.

그런데 어느 때 부터인가 이런 음식들을 대할 때 마음이 불편해지곤 했었다. 왜 그랬을까?

서양 사람들은 음식을 짜게 먹지 않는다. 음식을 짜게 먹게 되면 여러 가지 질병이 생기기에 그런 습관이 생긴 것일 게다. 그래서 그들은 음식의 간을 맞출 때 주로 사용하는 '소금'을 '필요악'으로 대한다는 느낌을 받을 정도로 상반된 감정을 가지며 사용한다. 너무 적게 넣어도 문제, 너무 많이 넣어도 문제. 이런 식으로 말이다. 오죽하면 하루에 먹어도 되는 소금의 양을 정해 놓았을까? 그런 그들의 식생활 문화가 우리에게 들어왔으니! 짜게 먹으면 큰일 나는 것이다. 짜게 먹으면 그들이 터부시하는 '소금'을 '겁나게!' 많이 먹게 되는 것이니 말이다. 그래서 그들의 문화가 우리에게 서서히 스며들면서, 그들에게 배운 의학, 과학의 관점에서 바라 본대로 우리는 우리의 식생활문화에서 '소금'을 멀리해야만 하는 것으로 배우고 실천했던 것이다. 그런데 과연 그럴까? 서양 사람들이 바라 본대로 '과연 짜게 먹지 않는 것이 좋은 것일까?', "'소금'을 어느 한도 이상 먹지 않는 것이 좋은 것일까?" 하는 것이다. "한국 사람들이 세계보건기구(World Health Organization : WHO)에서 정한 '소금'의 하루 섭취량 한도인 5g의 3배 가까운 13g을 섭취하는 것이 정말로 건강에 나쁜 영향을 미칠까?" 하는 것이다.

'오백식품(五白食品)'이라는 것이 있다. 다섯 가지 하얀 식품을 의미하는데 '하얀 밀가루', '하얀 쌀', '하얀 설탕', '하얀 조미료', '하얀 소금'으로서 우리가 멀리해야할 식품을 의미한다. '소금'이 우리가 멀리해야 할 대표 음식 중에 하나로 꼽히는 것이다. 왜 그렇게 되었을까? '빛과 소금'이란 말이 성경에도 나올 정도로 '소금'은 사람에게 꼭 필요한 존재로 여겨지는 것인데 말이다. 도대체 '소금'을 많이 섭취하게 되면 무슨 일이 일어나기에 이렇게 멀리 해야 할 음식 중에 하나로 꼽히게 되었을까? '소금'의 과다 섭취를 '흡연'보다도 더 나쁘게 여기는 사람들도 있을 정도로 '소금'의 과다 섭취는 인류의 적이라고 생각하는 사람들의 견해를 몇 가지만 빌면!

1. '소금'을 과다하게 섭취하게 되면 과다 섭취한 만큼 물을 더 많이 섭취하게 되어 혈관 내 물의 양이 증가하여 혈관 벽에 미치는 압력이 증가하므로 혈압이 높아지게 된다.
다시 말해 고혈압이 발생하는 것이며 이런 연유로 인해 뇌졸중의 위험 또한 증가하게 된다.
2. 또한 혈액을 움직이는 역할을 하는 심장은 이렇게 증가한 혈액을 움직이게 하느라 과부하가 걸려 심장병의 발생 가능성을 높여줄 수도 있다.
3. 증가한 혈액이 신장을 통해 걸러지면서 신장 또한 심장과 같은 길을 걸어갈 수도 있다.
4. '소금'의 성분인 '염화나트륨(NaCl)'은 인체 내로 들어와 '나트륨(Na)'과 '염소(Cl)'로 갈라지는데 이러한 성분들이 과다하게 되면 인체 내 물질의 균형을

변화시켜 좋지 않은 영향을 주게 된다. 가령 인체 내에 '나트륨(Na)'이 많아지게 되면 이 성분이 세포 내로 이동하게 되고 이럴 경우 세포는 세포 내 이온의 균형을 맞추기 위해 세포 내의 '칼륨(K)'을 배출하게 되어 세포에도 깨진 균형에 의한 후유증이 나타나게 된다. 또한 신경계 쪽에서는 신경전달에 있어 절대적으로 필요한 물질인 '나트륨(Na)'과 '칼륨(K)'의 균형 이상으로 인해 신경전달 과정에 문제가 발생할 수도 있다.
5. 위 벽면의 자극으로 인해 위염 발생 및 위암 발생이 증가할 수도 있다. 이 밖에도 많지만 이 정도의 견해만으로도 이 견해들이 사실이라면 '소금'의 과다 섭취는 '흡연'보다도 더 나쁜 인류의 적이라고 여길만한 것이다. 이 견해들이 사실이라면 말이다.

그런데 과연 그럴까?
과연 세계보건기구(WHO)에서 이야기한대로 '소금'의 일일 적정섭취량인 5g을 넘겨 섭취하게 되면 과다 섭취한 부작용이 줄줄이 나타나게 될까? 어떤 경우든 모두 정답이다. 그것은 그러한 부작용이 나타날 수도, 나타나지 않을 수도 있기 때문인 것이다. 즉, 섭취하는 '소금'의 종류에 따라 그러한 부작용이 나타날 수도, 나타나지 않을 수도 있는 것이다.

통상 서양에서의 생활은 효율성을 중요시하는 과학을 바탕으로 이루어져 왔다. 그러한 효율성 추구 방식은 '어느 성분이 어떤 기능을 하는지.' 하는 것을 밝혀서 그 기능을 원할 경우 추출 또는 합성이라는 과정을 통해 그 성분만을 취하곤 하였다. 그것은 '소금'의 경우에 있어서도 마찬가지였다. 음식물을 조리하는데 있어 '소금'의 기능은 짠 맛을 내는 것이라 규정을 지었고 그래서 그 '소금'을 구성하는 성분 중에서 짠 맛을 내는 성분인 '염화나트륨(NaCl)'만을 추출하여 짠 맛을 내는데 사용했던 것이다. 즉 "'소금'=짠맛을 내는 물질=짠 맛을 내는 성분 분석='염화나트륨(NaCl)'"이란 등식이 성립된 것이다. 그러니 맞는 것이다.

서양의 소금인 '염화나트륨(NaCl)'을 먹게 되면 우려할 만한 상황이 생기는 것이다. 참고로, 이렇게 '염화나트륨(NaCl)'만을 가진 '소금'을 일반적으로 '정제염(精製鹽)'이라 부른다.

자 다시 돌아가서!
우리는 어떤가? 우리나라에서 먹는 소금은 어떤가 말이다. '소금'에 있어 짠 맛을 내는 성분만을 선택한, 짠 맛과 관계없는 다른 성분들을 배제한 서양과는 달리 예로부터 균형과 조화를 중요시하며 살아온 우리의 생활 방식대로 '소금' 또한 균형과 조화를 이룰 수 있도록 만들어 섭취하였다. 우리에게는 예로부터 '소금'을 만드는 방법이 전통적으로 내려 왔다. 이렇게 전통적으로 내려온 방법대로 만든 '소금'을 '자염(煮鹽)'이라고 한다. '자염(煮鹽)'이란 햇볕에 말린 갯벌 흙을 바닷물로 걸러 염도를 높인 다음 가마에 끓여 만든 '소금'으로 우리나라 전통 재래 '소금'을 말한다. 갯벌에서 살아 있는 생물들의 활동으로 만들어져 녹아 있는 수많은 영양소들, 미네랄이나 아미노산과 같은 영양소들을 바닷물과 함께 모아 끓이면 수분만

이 날아가고 갯벌에 녹아 있던 영양소와 바닷물에 녹아 있던 영양소가 '소금'과 어우러져 결정화 되어 남는다. 그것을 '자염(煮鹽)'이라고 하는 것이다.

따라서 '자염(煮鹽)'이란 바닷물의 영양소와 더불어 갯벌의 영양소까지 아우르는 '소금'이었던 것이다. 하지만, '천일염(天日鹽)'을 만드는 방식이 들어오자 '자염(煮鹽)'은 효율성 면에서 '천일염(天日鹽)'을 따라 잡을 수 없었기에 이내 '천일염(天日鹽)'이 우리의 생활에 일반 '소금'으로 자리 매김하게 되었다. '천일염(天日鹽)'은 단순히 바닷물만을 증발시켜 만든 '소금'이었기에 만들기가 쉬웠던 것이다. 하지만 이러한 '천일염(天日鹽)'에는 갯벌에서 살아가는 생명들이 만들어낸 영양소가 빠져 있어 아쉬움이 많다. 아무튼 우리는 '천일염(天日鹽)'을 만들고 그 '소금'을 먹는다. '천일염(天日鹽)'은 단순히 바닷물만을 증발시켰기에 물을 제외한 바닷물의 영양소 전체가 고스란히 들어있다. 서양의 '정제염'처럼 단순히 '염화나트륨(NaCl)'만 남아있는 것이 아닌 것이다. 짠 맛을 내는 한 가지 성분만 남은 것이 아니라 바닷물에 들어있던 성분 전체가 온전히 들어있는 것이다.

바다를 지구의 '자궁(子宮)'이라 하고 바닷물을 지구의 '양수(羊水)'라 하지 않던가! 바다를 지구 생명의 원천인 '자궁(子宮)'이라 하고 바닷물을 그 생명의 원천에서 자라는 생명을 보호하는 '양수(羊水)'라 하지 않던가 말이다. 그러니, '천일염(天日鹽)'은 생명의 원천을 보호하는 바닷물 자체를 고스란히 담고 있는 것이다. '천일염(天日鹽)'에는 '나트륨(Na)'과 '염소(Cl)'만 있는 것이 아니다. '마그네슘(Mg)'도 있고 '칼슘(Ca)'도 있으며 '칼륨(K)'도 있다. '붕소(B)', '불소(F)', '바륨(Ba)', '몰리브덴(Mo)', '철(Fe)', '동(Cu)' 등도 들어 있어 인체에 필요한 성분은 빠지지 않고 들어 있는 것이다. 아! 갑상선 호르몬의 구성에 꼭 필요한 '요오드 성분(I)'도 있다.

있는가? 서양의 '정제염(精製鹽)'에 '염화나트륨(NaCl)' 말고 이런 성분들이 있는가 말이다. 그러니 단순히 짠 맛만을 내는 '정제염'을 섭취하면 이온 균형이 깨질 수밖에 없는 것이다.

하지만 생명의 원천인 다양한 성분들을 균형 있게 가

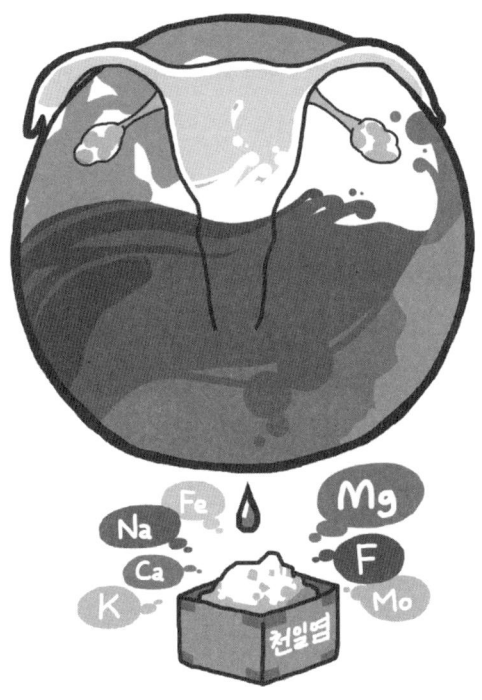

지고 있는 '천일염(天日鹽)'의 경우도 그렇다고 할 수는 없는 것이다. 다만, 과거의 바닷물과는 달리 요즘 바닷물에는 땅의 오염으로 인해 '중금속'이나 '농약' '살충제' 그리고 다수의 유해한 '화학물질들'이 녹아 있기에 이 물질들은 제거를 하고 섭취를 해야 하는 것이 과거와 다를 뿐이다. 이런 물질들을 제거하는 방법이야 여러 가지가 있겠지만 손쉬운 방법 중 하나는 이러한 '천일염(天日鹽)'을 볶거나 굽는 것이다. 결국 이렇게 볶거나 구운 '천일염(天日鹽)'인 우리의 '소금'을 먹게 되면 인체에 나쁜 영향을 줄 수 있는 성분들은 제거되었기에 인체에 필요한 '영양소'를 바닷물에 있는 '영양소' 그대로 균형 있게 섭취할 수 있게 되는 것이다. 그러니 우리의 '소금'을 먹게 되면 '정제염(精製鹽)'을 먹었을 때처럼 인체 내에서 이온의 균형이 깨질 일은 없는 것이다.

개인차에 의한 특수한 경우 말고는 '정제염(精製鹽)'을 먹었을 때처럼 위험한 상황이 발생할 가능성이 낮은 것이다. 오히려 우리의 '소금'은 몸의 균형을 잡아줄 뿐만 아니라 '해독(detoxication, 解毒)'까지도 시켜준다고 알려져 있으니 '정제염(精製鹽)'을 대할 때처럼 겁을 낼 필요는 없는 것이다. 한 가지 아쉬운 점이 있다면 우리의 볶거나 구운 '소금'이 서양의 '정제염(精製鹽)'보다 제조 원가 때문인지 많이 비싸다는 것이다. 그래서 원가를 중요시하는 일반 음식점에서는 이러한 우리의 '소금'을 사용하기가 어려워 비용이 저렴한 '정제염(精製鹽)'을 사용하는 곳이 많다.

그러니 노력해 볼 일이다. 외식을 할 때는 싱겁게 먹을 수 있는 한 싱겁게 먹도록 말이다. 하지만 좋은 소금을 섭취할 수 있는 기회가 있으면 그 기회를 놓치지 말아야 한다. 그래서 자연과의 화합과 균형을 중시하는 "일반적으로 자연의학, 자연의학이라고 알려진 '보완의학(CAM=Complementary Alternative Medicine)'"을 하시는 분들은 소금의 중요성을 누구보다도 잘 알기에 그분들 중에 많은 분들은 주머니 속에, 가방 속에 우리의 구운 '소금'을 넣고 다니며 수시로 섭취하는 것이다.

이렇게 좋은 우리의 구운 '소금'!
2008년 03월 27일 까지는 광물질로 분류되어 그나마 시중에서 살 수도 없었더랬다.
'정제(精製)'되지 않아서 그랬던 것일까?
'정제(精製)'되지 않아서 깨끗하지 않은 것으로 여겨졌던 걸까?
'정제(精製)'되지 않아서 순수하지 않다고 생각되었던 것일까?
어느 관점에서, 누구의 시각에서 그렇게 여겨지고 생각되었던 것일까?
그래서 모든 음식점과 공공 기관에서 유일하게 '먹는 소금(식염, 食鹽)'으로 허가된 '정제염(精製鹽)'을 사용하도록 의무화했었다니 기가 막힌 일이다. 그 '소금'이야 많이 먹으면, 짜게 먹으면 당연히 몸을 뒤 흔드는 법이니 짜게 먹지 말고 '소금'을 많이 먹지 말라고 할 수 밖에 없었을 것이다. 이렇게 짜게 먹지 말고, '소금'을 많이 먹지 말라는 결정이 우리의 '소금'을 바라보는 시각이 잘못되어 우리의 '소금'을 '식용이 아닌 광물'로 분류하여 나타난 것이었다니 정말 기가 막힐 노릇인 것이다. 그래도 '소금'을 많이 먹는 것이 몸에 해롭다고 생각한다면 주위에서 좋은 '소금'을 수시로 먹는 사람을 찾아보는 것이 좋을 듯싶다. 그 사람이 과연 '정제염(精製鹽)'을 많이 먹었을 때와 같은 부작용을 가지고 있는지, 그 사람의 몸에 과연 그런 부작용이 나타나고 있는지 알아볼 일인 것이다.

한 가지 바람이 있다.
'자연의학자'들이 고대하던 '천일염(天日鹽)'이 식용으로 허가된 이후에 한 가지 바람이 더 있다면 바닷물의 영양소만 가지고 있는 '천일염(天日鹽)'보다 갯벌의 영양소까지 가지고 있는 구운 '자염(煮鹽)'이 더 널리 알려지고 더 널리 생활화되었으면 한다는 것이다. 우리에게 대대로 내려온 구운 '자염(煮鹽)'이, 건강한 우리의 '소금'이 우리의 생활이 되었으면 하는 바람인 것이다!

'오백식품(五白食品)' 중의 하나는 화학조미료이다.

어쩌다가 조미료가 '오백식품(五白食品)'에 속하게 되었을까?

우리가 '오백식품(五白食品)'으로 여겨 식탁에서 따돌림을 하는 조미료는 주로 '글루타민산 나트륨(MonoSodium Glutamate=MSG)'이란 성분만으로 만드는 화학조미료이다. 바다에 널려있는 천연 다시마의 맛깔스러운 맛을 내게 해 주는 성분이 바로 '글루타민산 나트륨'인데 이는 다시마가 천연조미료 역할을 할 수 있다는 사실에서 알 수 있다. 그런데 이러한 사실을 어느 일본 화학자가 발견한 후 바로 그 성분만 합성하여 맛을 내는데 사용하면서 '글루타민산 나트륨'의 비극이 시작되었다. 원래 다시마에 있는 천연의 '글루타민산 나트륨'은 다시마의 다른 성분들과 어우러져 맛을 내면서도 천연 식품이 가진 장점들을 무수히 가지고 있기에 사람에게 권고하는 식단에 빠지지 않고 등장하고 있다. 하지만 단순히 '글루타민산 나트륨'만을 가졌을 경우에는 이야기가 달라진다. 맛을 내는 데야 기여를 하겠지만 출신 관계상 다른 성분들과의 조화란 이미 기대할 수가 없는 것이다. 거기에 화학적으로 합성된 물질일 경우 조화가 깨진 여파에 합성 물질의 해독까지 더해져 단순히 합성된 '글루타민산 나트륨'을 먹을 경우에는 수많은 부작용을 초래할 수 있는 것이다. 가령 신경세포막을 파괴하기도 하고 이런 경로를 거쳐 어린 아이들의 경우 뇌하수체에 영향을 줄 수도 있으며 이는 결국 뇌하수체가 자신의 일을 못하게 되거나 하더라도 적게 하게 될 수도 있다는 것이다.

뇌하수체가 하는 일을 못하게 되거나 적게 하게 된다? 아이들의 경우 뇌하수체에서 분비되는 성장호르몬이 키 성장에 도움을 주는데 뇌하수체가 성장호르몬 분비를 못하거나 적게 하게 된다면? 그래서 성장에 장애를 받아 작은 키로 평생을 살아야 될 수 있는 데도 맛을 내려고 그 합성 조미료를 계속 먹을 것인가? 계속 먹게 되면 성격마저 통제할 수 없을 정도로 달라진다는데도 말이다. 참고로 미국 FDA에서는 신생아들에게 고열과 아토피 등을 일으키며 지능도 저하시킨다고 하여 신생아용 음식에는 '글루타민산 나트륨'을 첨가하지 못하도록 규정했으며 천식, 고혈압, 심부전, 알러지 환자에게도 섭취를 제한한다고 한다.

그래도 먹일 것인가?
아니 집에서는 먹지 않는다 하더라도 사회적인 동의가 없다면 지금처럼 익숙해진 음식 맛을 요구하는 고객들을 위하여 식당에서는 '글루타민산 나트륨'을 넣을 수밖에 없으니 외식을 많이 할 경우 어쩔 수 없이 수많은 '글루타민산 나트륨'을 섭취할 수밖에 없는 것이다. 의식이 깨어 있는 식당 주인 분들의 하소연에 주목할 필요가 있는 것이다. 고객들이 맛이 싱겁다면서 '글루타민산 나트륨'을

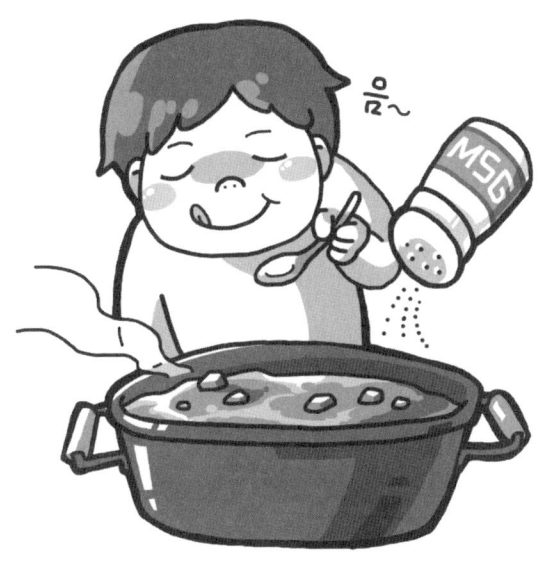

넣어달라고 요구한다는 것이다. 그러니 그 고객들 때문에 '글루타민산 나트륨'을 먹기 원하지 않는 고객들은 억지로 먹게 되는 것이 현실이라고 하소연하는 것이다. 그래서 '글루타민산 나트륨'에 대해서는 외식을 자주 하게 되는 우리 사회의 특성 상 사회적인 동의가 필요한 것이다. 만일 '글루타민산 나트륨'에 대해 사회적인 동의가 힘들다면 다시 모색해볼 일이다. '글루타민산 나트륨'을 사용하지 않는 식당이 늘고 있는데 이런 식당들이 고객들로 붐벼 '글루타민산 나트륨'을 사용하는 식당들에게서 부러움을 받으면 될 일인 것이다. 그러니 '글루타민산 나트륨'으로부터 벗어나고 싶다면 주위를 둘러볼 일인 것이다. '글루타민산 나트륨'을 사용하지 않는 식당이 있는지 말이다. 만일 있다면 외식의 기회가 있을 때마다 그 식당에 다니는 것이다. 그리고 함께 외식을 하는 사람들에게 알리는 것이다. 이 식당은 합성조미료를 사용하지 않아 'Chinese restaurant syndrome=중국요리증후군'을 염려하지 않아도 된다고 말이다. 중화요리에 얼마나 많은 '글루타민산 나트륨'을 넣었으면 그런 요리를 먹은 후 두통이나 식은땀을 흘리는 현상을 '중국식당 증후군, 중국요리 증후군'이라 이름 붙였을까? 생각해 볼 일인 것이다.

증후군, syndrome!
 이것은 사회적으로 아주 큰 영향을 미치는 현상이 발생할 경우 그 현상 뒤에 붙이는 것이다. SARS, 이것은 중증 급성 호흡기 증후군을 나타내는 사회적 현상이었다. 핵폭탄보다 더 무서운 현상이라고 연상될 정도로 대단했었기에 말미에 증후군이라 붙였던 것이다. 'Chinese restaurant syndrome!' 얼마나 '글루타민산 나트륨'이 무섭기에 증후군이라 했을까? 생각해 볼 만하지 않은가? 하긴 더 무서운 증후군이 있기에 'Chinese restaurant syndrome'이 가려진 것인지도 모른다. '설마 죽기야 하겠어?' 하는 무관심 증후군 말이다. 오늘, 내일은 별 일이 없지만 1년 2년에 걸쳐 천천히 죽어가는 것에 대해 무섭도록 무관심한 현상, 그 무관심 증후군 말이다. 저렇게 FDA는 길길이 뛰고 있는데도 말이다.

> **'오백식품'중의 나머지는
> '하얀 밀가루' '하얀 쌀' '하얀 설탕'이다.**

　'하얀 소금'과 '하얀 조미료'를 포함해 이러한 '오백식품'의 공통점은 바로 '전체가 아닌 (정제된)부분'이라는데 있다. '소금'과 '조미료'는 앞에서 언급했으니 제외하고. 밀가루는 밀의 누런 껍질을 깎아 하얀 부분만 남겨 만든 것이고 쌀 또한 누런 껍질을 깎을 대로 깎아 역시 하얀 색을 가진 부분만 남겨 만든 것이다. 설탕은 또 어떤가? 사탕수수의 본래 성분 중에서 단 맛을 내는 성분만 추출하고 추출하여 만든 것이 아닌가? 이렇게 '부분'만으로 이루어진 것들은 몸에 들어와 대사되는 과정에서 원래

가지고 있던 성분들을 요구하게 된다.

밀가루, 쌀, 설탕!
모두 몸에 들어와 비타민과 미네랄들을 대사과정에서 필요로 하고 그래서 몸에 있던 비타민과 미네랄들을 사용해 버리는 것이다. 원래는 껍질 속에 충분히 가지고 있어 함께 섭취했으면 훌륭한 에너지원으로서 작용했을 것을 부분만 섭취했기에 몸에 있던 좋은 성분들을 소모하면서 에너지를 만들어내는 아주 불량한 에너지원으로 작용하는 것이다. 이 모든 일을 되짚어 보면 아주 단순한 사고방식에서 이런 끔찍할만한 일이 생겼다는 것을 알 수가 있다. 효율성을 중요시하는 것이다. 배타적으로 말이다. 기능을 나타내는 부분만을 섭취하면 적은 양으로도 효과를 볼 수 있다는 과학적 효율성 논리 말이다.

하지만 자연 현상 중에서 과학으로 밝혀진 것이 얼마나 되는가? 과학이 밝히지 못하면 비과학적이라 여겨져 배타적으로 제외되는 것이 현실이지 않은가 말이다. 칼로리원으로 가치가 없다고 식이섬유를 배척하던 때가 그 언

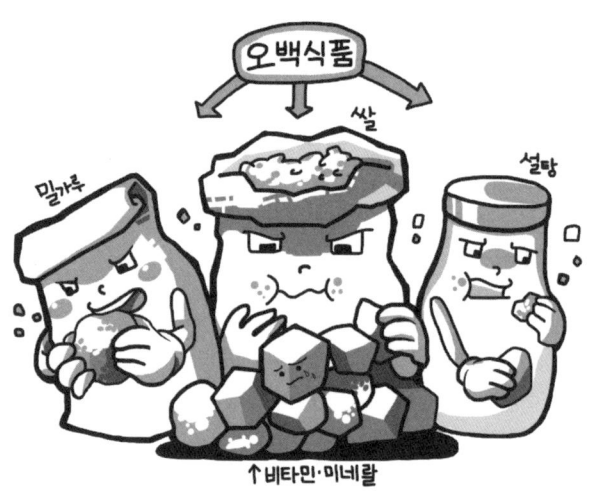

제든가? 그런 식이섬유를 금과옥조처럼 애지중지하는 현재의 영양학을 과거의 과학, 과거의 영양학은 무어라 할 것인가? 아직 밝혀지지는 않았지만 자연의 현상을 이해하고 받아들였으면 오백식품으로 인한 위기와 같은 이런 험한 현상을 겪지는 않았을 텐데 말이다.

그러니 지금이라도 초점을 다양화할 일인 것이다.
현재까지 과학적으로 밝혀진 것만을 판단의 근거로 사용하지 말고 자연계에서 제공하는 현실도 판단의 근거로 사용했으면 하는 것이고, 자연의 눈으로 바라보는 사람이나 단체가 제공하는 자료 또한 판단의 근거에서 무시하지 않았으면 하는 것이다. 하얀 식품 하나, 인공 조미료 하나만 가지고도 그 어마어마한 일을 발생시킨다는 'Chinese restaurant syndrome'이 5가지 하얀 식품으로 번져 'Five White Foods Syndrome'이라는 가히 가공할 만한 증후군으로 확대되기 전에 말이다.

02 내 안의 의사 시상하부

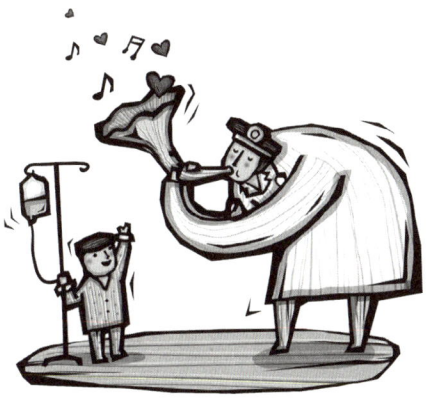

내 안의 의사 '시상하부'

'다발성 경화증'과 '전신으로 번지는
사마귀' 사례를 겪으며

몇 년 전 대학 동아리 후배가 치과에 업혀 들어왔다. 몸을 가누지도 못하고 동공도 풀려있을 정도로 심각한 상태에서 말이다. 병명을 물으니 '다발성 경화증'이란다. '다발성 경화증', 정확한 원인도 밝혀지지 않았기에 치료법도 마땅치 않아 대증요법으로 스테로이드만 투여하며 지켜보는 병으로 알려져 있다. 하지만 점점 악화되어 일상생활을 할 수 없을 정도가 되자 그만 학업을 포기하고 집으로 내려가 쉴 요량이란다. 꼭 내 모습을 보는 것 같았다. 일상생활에 영향을 주는 정도만 다를 뿐 나 또한 원인도 모르고 치료법도 마땅치 않은 병으로 진단을 받고 고생을 하며 산들과 산들을 넘어 왔으니 말이다. '동병상련'이란 이런 느낌을 말함일 게다. '어차피 너나 나나 치료법 없는 병에 걸렸으니 내가 걸어온 길로 안내해 주마. 시행착오가 많았지만 그래도 그 질병의 진행이 책에 나온 것보다는 나았으니 그 길로 안내할 테니 같이 가자꾸나.'

그냥 단순하게 기본에 충실한 요법을 사용하기로 했다. 병을 치료한다는 개념이 아니라 병이 생기게 된 환경이 있었을 테니 그 환경에 좋은 영향을 주는 요법 말이다. 그 요법을 시행한 후 한 달쯤 후였을까? 후배로부터 한 통의 전화가 걸려온 것이다.

'선배님, 지난 번에 주신 거 제가 더 받아볼 수 있을까요?' 택배로 보내주길 몇 번인가, 그 후배가 치과에 나타났다.

눈 멀쩡하고 몸 멀쩡해서 말이다. 멍하니 바라만 보고 있었다.

누가 그 기적을 만든 것인가?

'선배님, 전 선배님이 가신 길을 따라갈 거예요.'
반갑기는 했지만 치유 과정에 대한 설명에 있어 가정이라도 필요할 것 같아 이리저리 생각하느라 정신이 없었다.

1. 독소 공급원을 줄여서 영양소가 해독에 사용되는 것을 줄였다.
2. 뇌 내로 산소 공급이 많이 될 수 있도록 일반 물의 입자를 작게 만들어 주는 특수한 물을 사용하였다. 물론 실제로 흡수가 잘 됐는지는 확인할 방법이 없었으니 그 수단이 옳았는지는 모르겠지만 결과를 놓고 볼 때는 도움이 되었던 것으로 보여진다.
3. 성분 뿐 아니라 기운까지도 뛰어나다고 여겨지는 '단백질'을 공급하였다.
4. 자연을 가까이 하였다. 특히 '은행나무', '소나무'를 가까이 하도록 하고 이런 나무가 많은 곳에서는 맨발로 걸어 땅의 기운을 흡수할 수 있도록 하였다.

당시 이런 자연요법을 알려주고 나누어주면서도 그 효과에 대해서는 확신을 하지는 못했다. 다만 다른 여러 경우에서 과학으로는 과정을 알 수 없고, 결과도 예측할 수 없었던 그런 기적과도 같은 결과들을 많이 보아서 전혀 기대가 없었던 것은 아니었지만 불과 1년도 안되어 멀쩡하게 나타난 후배의 모습에 놀라지 않았다면 그건 사람이 아닐 게다. 술을 마실 정도로 회복되고, 연주회 발표를 준비할 정도로 회복이 되어 서로가 행복한 날이 제법 지났을 무렵 다른 후배로부터 걸려온 한 통의 전화가 나를 몸서리치게 만들었다.

'선배님, 선배님이 낫게 해 준 친구가 오늘 아침 익사체로 한탄강에서 발견됐어요.'

'아! 어디까지가 하늘의 영역이고 어디까지가 사람의, 사람 노력의 영역인가?'

이런 생각에 내가 가고 있는 길에 대한 회의가 일었지만 '그래도 갈 때까지 그 기간 동안 삶의 질을 좋은 상태로 만들어 보냈으니 그만해도 어디인가!'라며 스스로 위안을 할 수밖에 없었다.

숙제를 남겨주고 간 후배.

"'다발성 경화증'의 증상을 격감시킨 가공할 만한 능력을 가진 의사는 과연 누구였을까?"

'시상하부'

몸의 균형을 잡아주는 컨트롤 센터인 '시상하부', 그가 아니었을까?

'시상하부'가 어떤 역할이든 역할을 했을 거라 짐작되는 사건이 또 하나 있었다. 어느 날 아빠를 따라 놀러오듯 연구소에 온 초등학생 하나가 지나가듯이 이야기 한다. '선생님, 선생님은 특이한 일을 하신다고 우리 아빠가 그러시던데 그럼 이런 "사마귀[Wart]"도 없앨 수 있어요?' 눈을 들어 아이와 함께 아빠를 쳐다보니 아빠가 한이 맺힌 듯 그 '사마귀'와 함께 걸어온 길을 이야기한다. 손과 발, 손목과 발목에 가득한 그 '사마귀' 때문에 해 보지 않은 일이 없다고 말이다. 외과적으로 절제 수술도 해 보고, 약도 발라보고, 레이저를 사용하기도 해 보고 했지만 일시적으로 없어질 때도 있었고 흔적이 남아 있다가 며칠이 안돼 바로 다시 돋아나곤 했단다. 이제 냉동을 시킨 후 절제하는 수술을 권유 받았는데 문제는 '그 수술이 과연 효과가 있을 것이냐!'는 것보다 '그 넓은 범위를 모두 냉동시켰을 때 학생에게 문제가 없겠느냐!'는데 있었다.

워낙 호기심 많은 바람의 기질을 가진 내가 혹하지 않을 수 없어 몇 가지 질문을 한 후 아빠에게 몇 가지 시도를 권유해 보았다. '사마귀'에 상처를 낸 후 '나노 유황'을 발라보기도 하면서 나름대로 부작용 염려가 없다는 자연요법들을 사용해 보았는데 역시 '사마귀'는 대단하였다. 그러던 어느 날, 아빠와 그 학생이 치과 진료를 받으러 왔다가 이야기한다.

'아, 참! 저 "사마귀" 다 없어졌어요!'

'? ………'

놀란 마음으로 얼른 손, 발을 살펴보니 정말로 그 많던 '사마귀'가 다 사라져 버리고 없는 것이다.

'어떻게 해서 이렇게 좋아졌나요?'

'지난 번에 주신 것 바른 이후로 이렇게 된 것 같아요.'

'그 적은 양으로 여길 다 발랐어요?'

'아니요. 큰 데만 몇 군데 발랐는데 큰 것들이 없어진 다음에 다른 작은 것들은 저절로 없어져 제가 생각해도 이상하긴 해요. 그런데 사람들이 이야기 하던걸요. "사마귀"들도 대장과 부하들이 있어서 "대장 사마귀"가 없어지면 나머지 "부하 사마귀"들이 사라진다고 말이예요.'

'엥?'

아무리 자연의학을 하는 나지만 '대장 사마귀', '부하 사마귀' 이론에는 동의할만한 마음이 들지 않았다. 하지만, 큰 놈들을 없애려 그들에게만 발랐는데 그들 뿐 아니라 나머지 놈들도 다 사라져 버린 현실을 눈으로 보면서 '대장 사마귀', '부하 사마귀' 이론을 무조건 부인할 수도 없어 당황스러웠다. 어쩌다 한 번 우연히 벌어진 일치고는 아주 황당한 일이었던 것이다. 가설을 세워본다. '사마귀'를 피부에 기생하는 바이러스에 의한 감염의 결과로 보거나 특수한 자극에 의해 생긴 노인성 변화로 본다면 그 학생에게 벌어진 일의 전후과정을 읽어낸다는 것은 거의 불가능에 가깝다. 그런데 이런 가정을 해 본다면 얘기가 달라진다.

'"사마귀"는 몸의 균형이 깨졌다는 "시상하부"의 표현이었는데 섭생의 변화에 의해서든, 발랐던 것이 피부 흡수를 통해 들어가 "시상하부"를 만족시켜 더 이상 표현하지 않게 된' 것이라면 설명될 수 있는 것이다. 하지만 이렇게 황당해 보이는 상황설정을 하고 있는 나를 바라보고 있자니 그만!

그래도 어떻게 해서든 이런 상황에 대해 '기적'이라는 표현 이외의 표현을 쓰고 싶다.

문득 생각난다. 불치병이라고 여겨졌던 내가 가진 병의 진행을 예상보다 훨씬 저지시켜 기쁜 마음에 다른 이들에게 이 사실을 알렸더니

'어쩌다 한 번 일어날 수도 있는 일이잖아요?'

'선배님처럼 살면 웬만한 병 다 나아야 되는 게 정상 아니예요?'

이러면서 책에서 발표한 이외에 발생하는 결과물을 단순히 어느 한 쪽에 몰아 버렸던 사람들의 이야기가 생각난다. 그래서 생각한다.

'맞아, 난 내가 걸어온 길에 대해 나름 합리적으로 설명할 수 있다. 그것을 기적으로 내몰지만 말이다. 그러니 후배의 "다발성 경화증" 사례와 초등학생의 "사라진 사마귀" 사건에 대해서도 기적 이외의 합리적인 과정으로 설명할 수 있는 날이 올 것이다.'

'"시상하부", 내 안의 의사, 우주에서 나를 가장 잘 이해하고 치료해 주는 의사'일 것이라고 말이다.

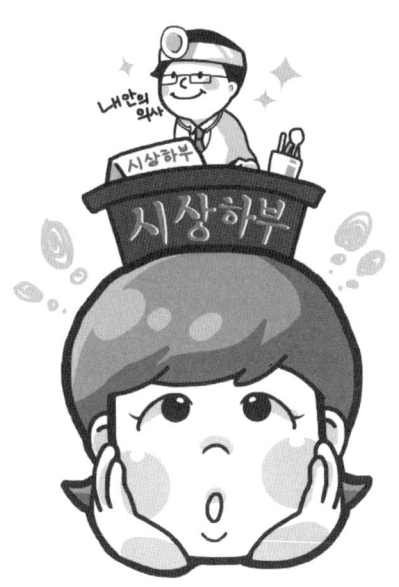

Of the System, By the System!

여러 경우를 겪으면서 일견 황당해 보이는 가정을 해야 할 경우가 많아 그 가정을 체계적으로 정리해 보고자 하였다.

우리 몸에는 운영 시스템이 있다!

몸을 구성하는 부분을 굳이 나누자면
1. 인체를 운영하는 시스템에 관한 부분과
2. 그 시스템 운영에 필요한 자재 부분이 있는데

먼저 '시스템'에 관한 부분을 살펴보기로 한다.

몸 안에는 컴퓨터에서의 시스템이라 불리울 만한 것들이 있다.

그 중에는 전체를 통괄하는 시스템도 있고 부분적인 기능을 통괄하는 시스템도 기능별로 존재하고 있다.

이 중 부분적인 기능을 통괄하고 있는 시스템에 관해 먼저 알아보면!

시스템을 구성하는 구성원으로는 일반적으로 인체 내부 장기를 꼽을 수 있는데 'A'라는 시스템을 구성하는 장기의 구성이 "우선순위로 볼 때 'a-b-c-d' 식으로 구성되어 있다"라고 가정해 보고 'B'라는 시스템을 구성하는 장기의 구성은 우선순위로 보면 'b-a-c-d'라는 식으로 구성되어 있다고 가정해 보기로 한다.

이때, 'b'라는 장기는 'A'라는 시스템에서는 주도적인 역할을 하지 않지만 'B'라는 시스템에서는 주도적인 역할을 하는 식으로 인체 내 거의 모든 장기가 우선순위만 다를 뿐 거의 모든 시스템에서 서로 연관되어 있는 것이다.

만일 'A'라는 시스템 운용에 이상이 생기면 'A'시스템은 인체에 운용 이상 'sign'을 보내게 되는데 시스템 이상의 정도와 종류에 따라 보내는 'sign'이 달라진다.

'a'라는 장기에 이상이 나타나는 것으로 시스템 이상을 알릴 수도 있고 'A'라는 시스템 구성과는 전혀 관계가 없어 보이는 곳에서 이상을 알릴 수도 있다.

가령, '탈모'라는 것이 두피 관리 시스템에 이상이 생겨 나타나는 'sign'일 수도 있고, 인체 수분 컨트롤을 하는 시스템 중에서 '대장'의 이상이 심했을 때 나타나는 'sign'일 수도 있다는 것이다.

그래서, 봄으로써 판단을 내리는 의학적인 관점에서 '탈모'를 '두피나 모발'에 관한 시스템의 이상만으로 판단하여 치료를 시도한다면 그것이 일시적인 치료로 끝날 가능성을 배제할 수 없는 것이다. 그 '탈모'가 단순히 그 부위의 시스템 문제가 아닌 다른 곳에서 발생한 문제에 대한 표현일 경우에 더욱 그러할 수 있는 것이다.

가령, 단순히 에너지의 관점에서만 보더라도 인체에 공급되는 에너지가 인체에서 사용되는 에너지보다 적을 때 인체는 그 차이만큼 어딘가에 에너지 공급을 줄일 수

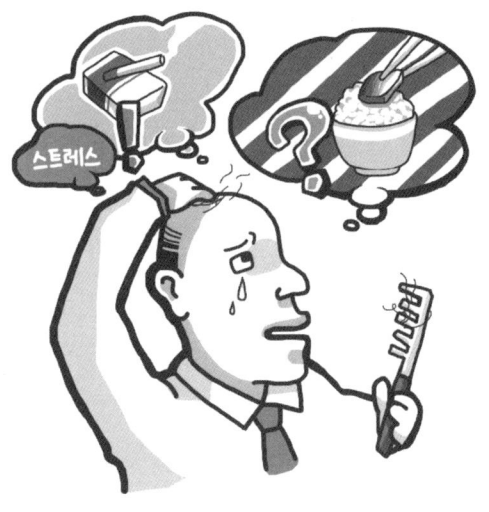

밖에 없게 된다. 몸에 좋지 않은 것이 많이 공급되는 경우, 특히 그것이 생존에 영향을 미치는 경우 인체의 시스템은 에너지를 좋지 않은 것을 해소(일반적으로 이러한 해소 현상을 해독이라고 부른다.)하는데 사용할 것이다.

　이렇게 중요도 순위 상 인체의 생존에 에너지를 우선 사용하는 것이 당연한 시스템이라면 시스템 구조 상 어딘가에는 에너지 공급을 차단할 수밖에 없다고 생각해볼 수 있는 것이며 그 어딘가가 바로 모발 유지라고 볼 수도 있는 것이다. 유난히도 가공식품을 많이 드시는 분들에게서 '탈모'가 많은 것이나 좋지 않은 물질들이 많이 있는 '육류'를 주식으로 하는 분들에게서 '탈모'가 많은 것이 이러한 이론에 힘을 실어주는 것이다. 거기에 더욱 힘을 실어주는 것은 가공식품을 많이 드시는 분들이 그 섭취를 줄이거나, 항생제나 성장촉진제와 같이 인체에 부정적인 영향을 줄 수 있는 '육류' 섭취를 줄일 경우 '탈모'가 멈추게 되거나 경우에 따라 다시 머리 숱이 많아지는 현상을 볼 때이다. 두피나 모발에 직접적인 영향이 없어 보이는 가공식품이나 '육류' 섭취를 줄이는 것만으로도 그러한 현상이 벌어지는 것을 볼 때 우리는 인체의 시스템이 지역 개념이 아닐 수도 있다는 생각을 당연히! 할 수 있는 것이다.

'현미경'과 '망원경'이 나온 이후로 인류는 감각을 통해 확인이 가능한 부분 위주로 구성된 흐름만을 '시스템'으로 인정하며 과학과 의학을 발전시켜 왔다.

하지만, 과학과 의학의 발전으로 과거에는 느끼지도 못하고 볼 수도 없었던 부분을 느끼거나 보게 됨으로써 '발전'이라는 것이 '과거를 부정'해야만 하는 모순을 수 없이 겪게 되었다.

100년 전의 과학과 의학, 자신들이 당시 입증한 현상만을 토대로 했던 과학과 의학은 100년 뒤에는 입증이 되어 당연히 과학과 의학의 부분으로 편입될 어떤 현상을, 당시에는 밝힐 수 없고 당시의 과학과 의학으로는 밝혀지지 않았다 하여 부정해야만 하던 것이 현실이지 않았던가 말이다. 이런 모순을 현실적으로 직시하고 인정하면서 과학과 의학계에서도 부분적으로 관점의 변화가 생기는 것을 볼 수 있게 되었다. 감각을 통해 확인이 되는 부분만을 인정하는 단계에서 '지금은 감각으로 확인할 수는 없어 일어나는 현상의 원리를 설명할 수는 없지만 그 현상과 원리는 인정을 해야 한다.'라는 단계로 자연스럽게 진행되고 있는 것이다.

결국, 가장 과학적이라 여기는 서구의 학문이, 서구 학문의 관점에서 보았을 때 결과는 있지만 과정을 알 수 없어 비과학적이라 보여지던 '동양의 의학이나 자연요법'들이 미래 과학의 입장에서 볼 때 어쩌면 더 과학적일 수도 있다는 인식을 갖게 된 것이다. 어찌 보면 의아스러울 수도 있는 결과이지만 역사를 돌이켜 '정 반 합'이라는 관점에서 본다면 '감각의 관점'이 극에 달했기에 '비감각의 관점'으로 방향을 선회했다고 생각해 보면 아주 자연스러운 과정이라고도 할 수 있는 것이다.

이러한 시스템에 관한 부분의 관점 변화와 아울러 이 시스템 운영에 필요한 자재 공급에 관한 부분의 관점 변화에 대해서도 주목해 볼 필요가 있는데 이 부분에서도 시스템에 관한 관점 변화만큼이나 바라보는 시각이 상당히 달라져 감을 알 수 있다. 과거에는 기능 성분만을 보았기에 그 성분의 함량이 자재 선정의 기준이 되었지만 이제는 그 성분을 둘러싼 시스템을 보는 것이 점차 일반화되고 있는 것이다.

가령, '비타민C'라는 것이 좋은 영양소임을 알았기에 그 영양소의 함량이 많은 제품을 좋은 제품으로 인정하던 시대에는 '비타민C'를 추출하여 함량을 늘리는 것이 옳다고 여겨졌지만 이런 제품 선정에도 시스템이 도입되면서 상황이 바뀌고 있는 것이다.

즉, 'A'라는 운용시스템에 'a-b-c-d' 등 여러 장기가 서로 영향을 미치는 것처럼 영양소에도 이런 시스템이 있을 것이라고 생각하게 된 것이다. 그 식물에 존재하는 '비타민C'라는 영양소는 그 영양소를 만드는 그 식물의 시스템에 의해 만들어졌을 것이고, 만들어진 그 영양소가 효율적으로 능력을 발휘할 수 있는 그 식물의 시스템에 의해 유지되고, 사용되었고, 사용될 것이란 것이다. 따라서, 우리가 필요한 영양소를 섭취하여 사용하고자 할 때는 그 영양소가 최대의 효과를 발휘할 수 있는 시스템을 함께 섭취하여야 한다는 것이다.

결국, 영양소를 섭취할 때 함량 못지않게 중요한 변수는 그 영양소와 함께 있었던 시스템이 함께 섭취되는지의 여부라는 것이다. 그래서 음식과 더불어 추가로 영양소 섭취를 하기 위한 영양제를 선택할 때 시스템이 함께 있는 것을 고르라는 것이다. 가령 비타민C의 경우에도 단지 비타민C의 함량이 많은 것이 좋은 것이 아니라 비록 비타민C의 함량은 적게 표시되었지만 그 비타민C를 많이 가진 식물 전체를 원료로 사용한 것이 더 좋은 것이니 그런 관점에서 영양제를 선택하라는 것이다. 영양제에 들어있던 시스템이 우리 몸에 들어와 우리 인체의 시스템과 조화를 이루는 장면, 생각할수록 즐거운 일이다.

사족인 것 같아 지우려 했지만 생명과 연관된 부분이라 중복하여 올린다. 인체 운영 시스템은 몸 안의 한정된 자재를 먼저 생존에 사용하도록 구성되어 있다고 보인다. 즉, 생존에 영향을 준다고 여겨지는 병의 치유 이외의 곳에 사용될 자재를 최대한 억제하고자 하기 때문에 몸의 운동을 억지로라도 자제시키는 것이다. 만일, 운동을 줄이는 것만으로 자재 확보가 부족하다면 생명 유지에 덜 필요하다고 판단되는 시스템 부분을 정지시킬 것이고 이런 식으로 결국 몸의 절대적인 움직임을 막을 수도 있는 것이다. 몸이 많이 힘들 때 우리는 힘이 들어서라도 쉬거나 그래도 안 되면

눕곤 하지 않았는가?

만일 이렇게 해서도 안 되면!
인체 운영 시스템은 말을 하는데 필요한 시스템도 정지시키고!
그래서도 부족하다면 보는데 필요한 시스템도 정지시키고!
그래도 안 되면 결국 듣는데 필요한 시스템도 정지시킨다는 것이다.
결국 생명 유지에 절대적으로 필요한 시스템에만 자재를 공급하는 것이다.

따라서, 인체에 어떤 현상이 발생되었다고 하면 그것이 단순히 외적인 영향에 의한 것인지, 아니면 내적인 운영 시스템의 명령에 의한 것인지를 살펴보아야 한다. 그것은 '키의 저 성장'이나 '탈모'의 경우에도 마찬가지이다. 그것이 외적인 영향에 의한 것인지 아니면 내적인 명령에 의한 것인지는 모르지만 만일 내적인 명령에 의한 것이라면 그것은 인체 생명 유지를 위해 해당 운용 시스템의 기능을 정지시켜, 생명 유지에 필요한 자재를 확보하기 위한 조치일 수도 있다는 것이다. 따라서, 그러한 상황에서 '키의 저성장'이나 '탈모'를 해결하기 위한 운영 시스템을 억지로 도입한다면 그것은 생명 유지를 위한 인체 시스템의 기능을 위협할 수도 있는 것이다.

'대머리'로 살아가란 말이냐~~~~~
'이 작은 키'로 살아가란 말이냐~~~~~

그건 아니다.
인체에서 정지시켰을지도 모를 시스템을 다시 가동시키겠다면 그 시스템에서 사용할 자재를 함께 공급하는 것이 순리라는 것이다. 그 자재조차 시스템적으로 공급하는 것이 순리라는 것이다.

보여지는 병의 원인을 보여지는 곳에서만 찾던 시대에서 그 원인을 시스템의 영향에서 찾는 시대로 변화해 가는 것을 느낄 수 있는 요즈음이다. 공부를 잘 시키고 싶다면 공부를 잘 하게 만드는 시스템 즉, 공부하는 환경을 구매하는 것처럼 우리가 원하는 것을 얻고 싶다면 그 시스템을 구매하라는 것이고 그 시스템 운영에 필요한 자재를 함께 구매하라는 것이다. 그 자재 또한 시스템을 갖춘 상태로 말이다. 그러니 앞으로는 어떤 현상들을 시스템적인 관점에서 보고 행동하려는 노력이 수반되어야 하는 것이다.

갑상선이 인체에게! (빠른 우편)

    몇 년 전 어느 날, 학교에서 돌아오니 부모님께서는 수심에 잠긴 얼굴로 말씀을 나누고 계셨습니다. 부모님의 표정에 저도 걱정스러운 마음이 들어 귀를 세우고 들어보았더니 내용은 우려스러운 세상에 대한 이야기였습니다.

    어찌된 일인지 정부에서는 화학 비료와 농약을 이용하여 농작물을 재배, 생산량을 몇 배 높이겠다고 한답니다. 아울러, 작은 야산도 개간하여 농토로 만들겠다는 것인데 그렇게 된다면 아무래도 그에 따른 후유증이 반드시 나타날 터인데 큰일이라는 말씀도 하셨습니다.

시간이 흘렀습니다.
점점 시간이 흐르자 부모님께서 가지셨던 우려가 점차 현실화되고 있었습니다. 비료와 농약을 이용하니 생산량은 늘었지만 토지가 황폐되어 우리 밥상에 오르는 농작물은 땅의 영양가가 아니라 비료라는 화학물질의 기운을 담은 농작물, 농약의 나쁜 기운을 담은 농작물들뿐이었습니다. 삼림이 줄어 홍수 때는 늘 수재민이 발생했고 태풍은 국가의 존폐를 걱정할 정도로 심하게 후유증을 남겼습니다. 우리에게 자연을 제공했던 곤충들과 그들을 먹이로 했던 많은 동물들이 사라지니 일상생활마저 황폐화되기에 이르렀습니다. 마음 놓고 마실 물 걱정을 해야 했으며, 숨을 쉴 때 마다 전에는 없었던 느낌을 가진 공기가 들어 왔습니다. 오염되어 나쁜 공기 말입니다. 감기도 자주 걸리고, 아파서 학교에 가지 못하는 날도 늘었습니다. 전에는 없었던 아토피라는 병 때문에 잠을 설쳐 빨간 눈을 하고 등교하는 학생도 많아졌습니다.

 지치고 힘든 상황이 계속되던 어느 날 학교에서 돌아온 저희들을 앞혀 놓고 부모님이 말씀하셨습니다. '우리 가문은 국가의 안위에 문제가 생겨 종족 보존에 문제가 생길 지경에 이르렀을 때 그 보존의 임무를 맡은 집안 중 하나란다. 어제 우리에게 임무를 부여할 사람이 다녀갔는데 지금의 상황이 지속되면 종족의 사람들이 모두 죽을 수밖에 없을 것이라며 우리에게 임무를 수행하라고 했단다. 그러니 첫째와 둘째는 각각 @@지역에 가서, 맺어주는 배우자와 끊임없이 아이를 낳도록 하거라. 낳은 그 아이 또한 아이를 가질 수 있는 나이가 되면 즉시 아이를 가져 종족의 사람 수를 최대한 빠르게 늘려야 한다. 그리고, 셋째는 **에 있는 지하 동굴로 들어가거라. 그곳에는 핵폭탄이나 어떤 심한 재해에도 견딜 수 있는 시설이 있으며 열 사람 정도는 먹을 수 있는 식량이 지속적으로 공급될 수 있는 농장도 있고 물고기가 자라는 연못도 있을 것이다. 그곳에서 배우자와 아이를 낳거라. 아이가 자라거든 결혼시킨 후 너희는 세상에 나와 첫째와 둘째가 아직도 계속 아이를 낳아야 할 상황이 지속되고 있는지 확인해 보고 만일 그 상황이 지속되고 있다면 너희도 그 역할을 하거라. 그리고, 넷째는 지방에 이 소식을 알려 각각의 가문들이 맡은 바 임무를 수행하라고 하거라. 우리가 연락을 맡은 곳은 경부선 지역인데, 여러 곳에 알려야 하니 얼른 채비를 하고 떠나거라. 하지만 말이다, 얘들아! 위험했던 상황이 개선되면 다시 원래 생활로 돌아가야 한다는 것을 잊지 말아라.'

갑자기 머리가 띵했지만 우리는 각자 부여받은 임무를 수행하기 시작했습니다.
정신없이 아이를 낳아 이 어려운 환경이 사라질 때까지 살아남는 사람이 있도록 해야 하는 우리들의 임무 말입니다. 우리도 아이를 낳고 낳은 아이들도 또 아이를 낳고 또 그 아이가 아이를 낳고. 이렇게 되니 저희 가족 수는 정신없이 증가했습니다. 일도 안 하고 아이만 낳았으니 식량이 걱정될 정도로 말입니다. 하지만, 신기하게도 누군가 우리 가족을 위해 먹을 것을 지속적으로 공급해 주었습니다. 나중에 알게 된 일이지만 우리에게 식량을 지속적으로 공급하도록 명령받은 가문이 꾸준히 그 임무를 수행했기에 가능한 일이었습니다.

그런데, 문제가 생겼습니다.
우리의 가족 수가 많아지자 정부에서 공격하는 것입니다. 쓸데없이 식량만 축내는 사람들이라면서 폭격을 해왔습니다. 우리는 그저 옛날 환경으로 돌아가기만을 손꼽아 기다리고 있었는데, 그래서 옛날처럼 평화롭게 살게 될 날만을 기다리고 있었는데 공격을 하는 것입니다. 하긴, 어렵사리 증가시킨 식량을 우리가 야금야금 축내고 있었으니 화가 날 법한 일이긴 하지만 우리의 번식을 줄이고 싶으면 환경만 개선해주면 마무리 될 일을 우리를 아예 없애버리겠다니 이건 뭔가 문제가 있는 결정입니다. 정부 내에서 매파가 득세하여 벌어졌던 식량 증산 계획이었으니 이번 일도 매파가 내린 결정이었을 것입니다. 많았던 가족이 줄었습니다. 하지만, 우리만 줄어든 것이 아니라 이웃에 살던 평범한 사람들도 많이 죽어 전체적으로는 더 많이 줄었습니다. 우리는 종족 번식 방법을 변경했습니다. 쌍둥이 낳는 비법을 시행하기로 한 것입니다. 공격까지 당했으므로 더욱 많이 낳아야 살아남을 확률이 이전과 같아진 것입니다. 아~~~ 환경만 옛날처럼 돌려주면 될 일을 왜 공격으로 해결하려 하는 건지! 우리도 힘들어 죽겠는데 왜 서로를 더 힘들게 만드는 건지!

어느 밤엔 조용한 발자국 소리가 많이 들리더니 아이가 둘 이상인 집들에 폭탄들이 터져 많은 사람들이 죽었습니다. 특수부대가 다녀간 것입니다. 번식을 잘 하는 집안의 기준을 아이 둘 이상으로 정했나 봅니다. 우리들도 많은 피해를 보았습니다. 하지만 임무는 수행해야 합니다. 지방과의 연락이 더 긴밀해졌습니다. 지방에서도 피해가 많았지만 임무를 성실히 수행 중이라는 연락이 있었습니다. 하지만, 뜻밖의 좋은 소식이 들어 왔습니다. 전국적으로 여기저기에서 폭탄이 터지고 사상자가 많이 생겨 민심이 극도로 흉흉해지자 정부 내의 강경 정책을 주도했던 매파가 실각하고 환경보호와 온건 정책을 주장했던 비둘기파가 주도권을 잡기 시작했다는 것입니다.

그리고, 얼마 지나지 않아 그것은 현실로 돌아왔습니다.

다시 산을 원래대로 돌리고 자연 농법을 권장한다는 것입니다. 많이 낳았던 아이들이 잘 성장할 수 있도록 끝까지 도와주겠다는 그래서 그 아이들이 사회에서 잘 생활할 수 있도록 돕겠다는 연락도 받았습니다. 이제 우리가 가문 대대로 내려왔던 임무를 수행해야할 필요가 없어진 것입니다. 우리 모두 들떠 있습니다. 옛날처럼 살게 되었으니 그럴 법도 합니다. 온 가족이 모이고 다시 보통 사람들처럼 살아가기로 합니다. 하지만, 한 가지! 전 국민의 생존이 위협되는 환경이 다시 조성된다면 우리는 또 다시 그토록 지겨웠던 임무를 수행해야 하는 것입니다. 제발 그런 날이 오지 않기만을 바랄 뿐입니다. 몇 년 전의 악몽 같은 시간이 다시 오지 않기만을 바랄 뿐입니다.

사람들은 저를 '암세포'라고 부릅니다.

제가 사는 도시 이름을 따서 '갑상선 암세포'라고 부릅니다. 그리고 사람들은, 많이 번식하여 모여 살았던 저희들을 '암'이라고도 부르고 저희들을 '갑상선 암'이라고도 부릅니다. 제가 당신께 이렇게 쉽지 않은 글을 쓰는 이유는 부탁이 있어서입니다. 제가 이렇게 어려운 비유를 들어가며 글을 쓰는 이유는 부탁이 있어서란 말입니다. 제발 부탁하건데, 저희에게 번식 명령이 또 다시 내려지지 않도록 해 주십시오. 저희에게! 우리에게! 번식 명령이 내려지지 않도록 해 달란 말입니다! 우리 도시에 나쁜 것을 공급하지 말아주세요. 맑은 물과 싱그러운 공기, 깨끗한 먹거리! 이러한 것들의 공급이 그렇게도 어려운가요?

우리가 살고 있는 갑상선이라는 도시에서 당신이 우리가 갑자기 가족 수를 늘릴 수밖에 없는 상황을 만들면, 우리는 당신의 DNA라도 후세에 남기려는 뇌간의 명령 때문에 우리는 이상증식을 할 수밖에 없는데 그런 이상증식을 맞이하는 상황이 당신에겐 더 어렵지 않나요? 우리가 번식할 때는 이유가 있는 것입니다. 그러니, 당신이 우리의 번식을 더 이상 원하지 않는다면 그 이유를 더 이상 제공하지 않으면 되는 것입니다.

도려내지 말고! 화학요법을 쓰지 말고! 방사선을 사용하지 말고! "환경을 바꿔주세요!"

만일 그렇지 않다면 우리는 우리의 임무를 계속 수행할 것이고 설령 지상에 있는 우리가 모두 죽는다 할지라도 지하에 남아 있는 가족은 언젠가 올라와 바뀌지 않은 환경을 보고 우리가 했던 역할을 계속할 것입니다. 거기

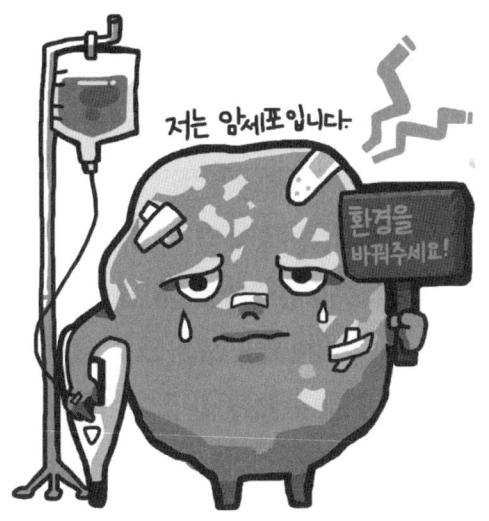

에 우리를 없애기 위해 당신이 무언가 더욱 화학적인 방법을 취하면 신장이라는 도시에 가 있는 우리 가족이 그 지방에서 유사시 번식 임무를 맡은 어떤 가문에게 더욱 절절히 이 소식을 전할 수밖에 없을 텐데 그 상황이 일어난다면 당신과 내가, 서로가 더 힘들지 않을까요? 물론, 당신은 우리가 모두 죽을 수밖에 없는 상황을 만들 수도 있겠지요. 장기를 도려내면 지하에 있는 우리 가족마저 사라지겠지요? 당신 몸 전체에 단수조치를 내리고, 모든 영양공급을 끊어버리는 조치를 취한다면 몸 전체의 장기가 죽어갈 것이고, 그러면 아이를 많이 낳은 우리는 모두 죽을 것입니다. 하지만, 우리가 먼저 죽을 뿐이지 당신도 결국 죽게 됩니다. 남아 있는 당신 사회 구성원들이 작은 세균의 공격도 막아내지 못할 만큼 아니, 자신의 몸조차도 가누지 못할 만큼 허약해져 있을 테니 말입니다. 제가 이렇게 당신에게 절절히 편지를 쓰는 것은 어제 '뇌간'에서 명령이 내려왔기 때문입니다. '뇌간'의 '시상하부'가 내리고 '뇌하수체'가 옮긴 명령에 따르면 '이런 상황이 일주일 더 지속되면 우리의 임무를 수행하라!'라는 것입니다. 그래서 이렇게 애절하게 편지를 쓰는 것입니다. 당신에게 이렇게 애절하게 편지를 쓰는 것입니다. 저희를 힘들게 하지 말아 주세요. 우리가 다시 그 길로 가지 않도록 해 달란 말입니다. "맑은 물과 싱그러운 공기, 깨끗한 먹거리!"를 다시 공급해 주세요. 아니면 우리는 다시 그 힘든 번식의 길로 가야 한단 말입니다. 제발!

★ *상상력을 동원하여 쓴 소설같은 내용이지만*
　소설로 치부하기에는 어째...

> 이 글은, 자연의학의 특별한 관점에서 바라본 생각을 옮긴 것으로 영국의 브리스톨에 있는 모 병원은 이러한 관점을 가지고 암 치료를 시행하는 것으로 잘 알려져 있습니다.

암이라고 서양의학에서 규정한 병

친구가 연락을 해 왔다. 삶의 질이 떨어지지 않도록 하면서 병의 진행을 컨트롤해 주길 바란다면서 가족을 부탁한다고 말이다. 하늘을 본다. 내가 왜 이 길을 택했을까? 숙명인가 보다. 치과의사는 좋은 치아가 가질 수 있는 환경이 어지러워질 때의 상황에 직면한다. 평소의 좋은 상태를 유지, 관리하려고 방문하는 경우는 자주 만날 수 없는 것이다.

연구소를 설립하여 맞이하게 된 경우도 마찬가지 같다. '일반의학'과 '한의학'에서 진행을 막기 힘들다고 판단된 내 자신의 상태를 '자연의학'에서 배운 방법으로 많이 더디게 한 것처럼 그런 방법에 대한 연구와 경험을 목적으로 설립한 연구소에서 그러한 상황들을 피하기란 어려운 일인 것이다. 아무리 내가 '절대 이 일은 하지 않겠다!'고 했지만 말이다. 친구가 자신의 동생과 아버님 암 문제로 내게 상의를 해 왔을 때는 말이다. 결론을 말하자면 두 분 다 삶을 달리하셨다. 하지만 한 분의 사인은 병원 검진 기록에서 보여 질 만큼 암의 진행 상황이 더디고 병원에서 예측한 암의 진행 상황과 사망 시기가 전혀 달라 암으로 인해 돌아가신 것이 아니라는 것이 친구를 포함한 가족 분들의 이야기였고 한 분은 병원에서 예측한 것처럼 힘한 삶과는 다른 삶의 질을 3배도 더 긴 시간만큼 살다가 돌아가셨는데 그 또한 그랬다. 다른 분들도 더 계시지만 내 세울 일은 아니다. 그것은 내가 그 병을 치료한 것이 아니라 '시상하부'라는 각자의 인체에 있는 의사가 일을 하였다고 생각되기 때문이다.

'시상하부', 고마운 의사, 내 안의 의사, 우주에 있는 의사 중에 나에게 오신 최고의 명의에게 고마움을 드려야할 일인 것이다. 다음은 '시상하부'에 대해 '사실[Fact]'과 그

'사실'에 바탕을 둔 '이론[Opinion]'을 더한 가설이지만 현실에서 결과가 반복되고 있으니 이론 검증이 필요한 것이다.

'시상하부'는 몸 안에서 센터의 역할을 하는 곳이다.
즉 몸의 환경을 일정하게 유지하는 '항상성[恒常性, Homeostasis]' 기능을 수행하는 곳으로서 우선순위에 따라 물자 배급을 하는 곳이라고 보면 된다. 만일 이러한 '항상성' 유지 기능에 문제가 생기면 물자 배급이 적절하게 유지되지 않아 생명 유지에 공급되어야할 물자가 제때 공급되지 않게 된다. '시상하부'가 정상이라면 '항상성' 유지는 걱정할 일이 아니지만 문제는 물자의 양에 있다.
'시상하부'의 '항상성' 유지에 필요한 물자 배급 기능을 통장 잔고에 비유해 보자. 충분히 공급되고 소모할 곳도 많지 않으면 통장에 잔고가 제법 많을 것이고 여러 가지 급한 경우가 발생해도 큰 문제를 일으키지 않게 된다. 문제는 소모에 필요한 양보다 공급되는 양이 적을 때이다. 가공 식품에 포함된 몸에 좋지 않은 물질들이 많이 들어

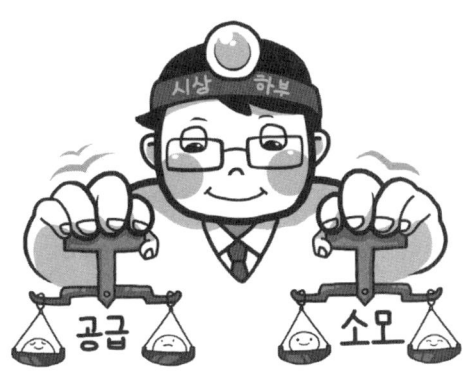

온다면 일단 그것들을 내 보내는데 물자들을 사용할 것인데 그렇게 사용하고도 그런 독소들이 계속 존재한다면 문제가 발생하는 것이다. 통장으로 말하면 잔고가 '마이너스'인 통장이 된 것이다. 그러한 상황이 지속적으로 발생하면 결국 생명 유지에 있어 우선순위를 정해 근육에 공급되는 물자 배급이 적어지게 되어 눕고 싶어지는 것이다. 더 지속되면 손발을 움직이는데 필요한 물자 공급을 줄일 것이고 다음은 말하는데 필요한 물자를 그 다음엔 눈 그리고 귀에 공급될 물자를 줄일 것이다. 뇌와 심장과 같이 생명 유지에 절대적인 곳이 최우선 공급 대상이기에 벌어지는 일이다. 공급이 재개되면 반대의 순서로 '시상하부'의 '항상성' 유지 결과가 나오게 된다.

그러니 암과 같은 질병에 걸렸다는 뜻은 '시상하부'의 물자 공급 우선순위에서 밀릴 수밖에 없는 상황이 생겼다는 이야기가 될 수도 있는 것이다. 이럴 때 음식이나 환경에서 공급되는 독소들을 줄여주면 효과를 볼 수도 있다. 해독에 사용되던 물자들이 질병으로 표현되는 곳에 공급되어 그러한 표현들이 사라질 수도 있기 때문이다. 그러니 현상을 개선하기 위해서는 '식이요법'이나 '영양요법'과 같은 물자의 공급 못지않게 소비 축소에도 신경을 써야하는 것이다.

우리가 이렇게 물자공급과 소비에만 신경을 써 줘도 '시상하부'는 마치 뛰어난 의사가 치료를 해 주는 것처럼 우리의 불편한 현상을 개선시킬 수 있는 것이다. '시상하부'의 능력에 의한 이론에 따르면 우리가 평소에 조심해야 할 일이 있다. 물론 독소 공급을 줄이는 것은 당연한 일이지만 그저 무심코 행하는 무서운 일이 있는 것이다. 그것은 강제로 '머리카락을 키워내는 일', 강제로 '키를 키우는 일' 과 같은 것이다. 만일 생명을 유지하는 기능을 우선시하는 '시상하부'의 공급 순위 밖으로 밀려나서 탈모가 생기고 키 성장이 되지 않는데 강제로 해당 부위에 물자공급을 시킨다면 결국 생명 유지에 필요한 물자를 빼앗기게 되는 것이다. 그러니 탈모나 저성장을 개선하고자 한다면 물자의 공급을 늘리고 소비를 줄이는 일을 병행해야만 하는 것이다.

시상하부라는 의사는 주어지는 모든 시간을 우리의 몸을 위해 전력투구하는 의사라는 생각이 든다. 시상하부에게 도움이 될 만한 환경을 제공하면 암을 발생시키는 환경을 바꾸어 그 암이라는 표현을 줄여주거나 의학에서는 상상할 수도 없는 면역질환의 양상을 바꾸어 준다. 얼마 전 방송에 소개되었던 '죽음을 무릅쓴 편식'이라는 내용도 결국은 '시상하부'를 위한 적절한 환경 제공을 통한 스스로의 치유라는 과정을 소개한 것으로 여겨진다.

황금돼지를 몰고 들어온 야뇨증!

　　돌이킬 수 없는 선천성 풍치라는 불치 판정을 받은 나를 살리기 위해 시작한 자연의학. 그 힘든 길을 먼저 걸어간 선배들에게 배우고 익혔던 경험을 통해 내 풍치를 치료한 후 내 풍치를 치료한 경험을 바탕으로 기존의 방법으로는 살리기 힘들다는 풍치 문제를 들고 우리 치과에 찾아온 분들에게 기쁨을 드릴 수 있었던 독특한 의학. 그 의학의 사용처가 넓어지면서 여러 곳에서 일반 의학으로는 힘들다는 현상들이 개선되자 제법 소문이 났던가 보다.

어느 날 연구소에 사람의 마음을 푸근하게 해 줄만큼 좋은 얼굴을 한 엄마가 찾아 왔다.

얼굴은 웃고 밝은데 풀어 놓는 얘기가 사람을 긴장시킨다. 큰 딸. 나이 10살, 예쁘고 착하며 배려를 잘 한다는. 한 가지 단점이라면 야뇨증이 있다는 거다.

소아과, 정신과, 한의원 등등 가보지 않은 병원이 없을 정도이지만 어느 곳에서도 고칠 수 없었기에 이젠 거의 포기 상태란다. 하지만 그 아이를 가르치는 학습지 선생님께서 나를 소개하면서 알 수 없는 일들을 많이 하시는 분이니 한 번 상담이라도 해 보라고 해서 찾아 왔단다. 그분을 소개한 선생님, 내 옆에 있었다면 뭐라고 한 마디 했을 것 같다.

그 많은 전문가들이 손을 들었다는데 나보고 어쩌라고 소개를 했는지. 하지만, 아무리 예쁘고 좋아도 밤에 실례하는 여자와 어떤 남자가 살겠느냐며 하소연을 하는 엄마를 보니 그냥 지나칠 수도 없다.

두 가지 방법을 사용하기로 했다.

첫 번째는 아이의 영양 상태 개선! 먹거리 전체를 개선

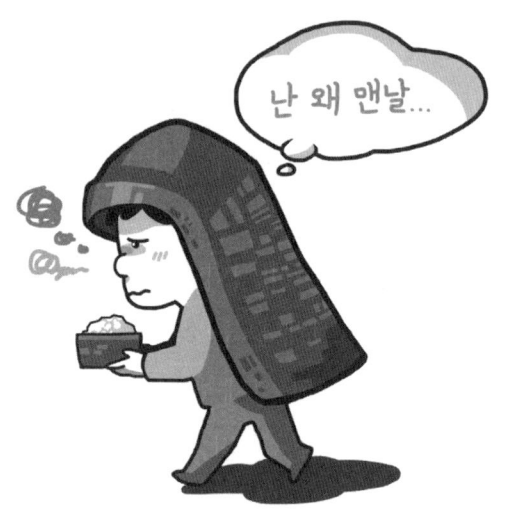

하되 신장과 연관된 부분을 특히 개선하도록 했고 많이 흐트러졌을 영양 상태를 빨리 개선하기 위해 엄마의 동의 하에 처음 몇 개월은 기본적인 종합영양제를 먹도록 했다.

두 번째는 잠재의식을 사용하도록 했다. 아이를 불러 잠재의식이 얼마나 대단한 힘을 가진 의사인지 얘기해 주고 책 한 권을 주었다. '불치병 판정을 받은 한 할아버지가 예수님의 진짜 십자가로 만든 나무 반지를 가슴에 껴안고 잤는데 그 다음 날 일어나 편안한 느낌에 병원에 가 보니 완치가 됐고 그 후로도 15년을 건강하게 더 살다가 89세에 돌아가셨다는. 하지만, 실제로는 그 반지는 가짜였었고 단지 진짜라고 믿었던 잠재의식이 할아버지를 치료한 것'이라는 이야기가 실린 내용을 강조하면서 책을 읽고 잠재의식을 잘 사용하라는 부탁과 함께 권한 것이다.

거의 한 달이 지났을 무렵 그 아이를 소개했던 선생님, 당시에는 옆에 있었으면 한 마디 했을 만큼 나를 당황시켰던 선생님으로부터 전화가 왔다.

'아이가 원장님이 하라는 대로 하고 있는데 얼마나 철저히 하는지 모른다. 그래서 인지 얼마 전부터 야뇨증이 거의 사라졌다.'라는 내용을 전하는 전화가 온 것이다!

기쁜 목소리에 실린 복음과도 같은 내용이었음에도 온 몸에 소름이 돋는다. 사람의 생각이 이렇게도 무섭구나! 10살짜리 아이가 자신의 인생을 위해 그 어려운 책을 무섭도록 읽었구나! 야뇨증을 가지지 않은 동생들로부터 무시당하는 서러움으로부터 벗어나기 위해서라면 무엇이라도 할 것만 같았던 그 눈이 진실이었구나! 당당하게 혼자 걸어 들어와 단호한 목소리로 '저는 원장님과 직접 얘기하고 싶어요!'라고 이야기했다는 말 속에 담겼을 절실함이 결국 책에서나 봄직한 기적을 만들었구나! 하긴 그렇게도 절실했으니 평소에는 먹지 않아서 먹기에 쉽지 않던 음식을 그렇게도 철저히 챙겨 먹을 수 있었겠지?

'이젠 완전히 자신감을 찾아 우울함에 젖었던 생활로부터 완전히 달라진 삶을 살고 있다.'는 소식을 전하는 어머니의 목소리가 2007년을 멋지게 열어 주어 오히려 내가 그 아이와 어머니에게 고마울 정도다. 2007년, 돼지해라는데, 황금돼지해라는데, 장사꾼들이 만들어낸 '말도 안 된다는 황금돼지해'라는데, 이 돼지해가 내겐 정말로 황금돼지해가 될지도 모른다는 생각이 든다.

그래서 그런가? 아이의 야뇨증이 내게 조급증으로 건너온 건지, 새로운 해의 시작이라는 입춘이 왜 이리 기다려지는가 말이다!

지금 아이의 야뇨증은 거의 정상수준이 되었지만 2009년 4월경 급성사구체신염으로 고생했단다. 급성사구체신염, 무서운 병으로 알려져 있지만 그렇다고 진행을 억제할 수 있는 제대로 된 방법이 별로 알려져 있지 않아 결국 신장투석을 하는 분이 많다는 병이다. 그래서 자연의학을 하시는 다른 분께 부탁하여 아이의 체질을 가늠하여 알게 된 특이 체질을 가진 이 아이의 증상을 개선하기 위해 노력 중이다. 아이는 내 방에 있는 모든 책을 읽겠다는 듯이 맹렬한 독서량을 보이며 자신을 살리기 위한 이론적 근거를 머리에 넣으면서 식단조절을 더 철저하게, 필사적으로 하고 있는 중이다. 야뇨증이 단순히 불편한 것이라 한다면 급성사구체신염은 야뇨증의 불편함과는 비교도 할 수 없는 생존과 연관된 문제이기 때문에 문제를 해결하는 자세에 필사적이라는 말을 사용할 정도인 것이다.

키 성장 그리고, 자신감!

'꼭 키가 크다고 해서 좋으란 법이 있나요?
그렇다면 키 작은 사람들은 어떻게 살아요?
나름 다 장점이 있는 거 아니에요?'

쑥쑥 자라는가 싶더니 어느 때부터인가 자람의 기울기가 점점 땅을 향하다가 결국 한 달이 지나도, 두 달이 지나도 변함없는 딸아이의 키를 몇 달이나 지켜보았다. 결국, 견디다 못한 내가 걱정스러운 마음으로 딸아이의 키 성장에 방해가 되는 요인들을 제거하자고 했을 때, 아이가 내게 했던 이야기이다. 물론, 반드시 키가 커야한 다는 생각을 가진 것은 아니다. 하지만, 키가 크면 사회적인, 국제적인 경쟁력이 있다고 생각하기에 경쟁력을 키우는 차원에서 키가 커야 되겠다고 생각하는 것은 사실이다. 글로벌 시대에서 극복해야할 것이 얼마나 많은데 키마저 '극복해야할 대상'이 되면 힘들 거란 생각에서다. 그런 차원에서 내 딸아이의 159cm로 끝날 것 같은 키는 '그럼에도 불구하고'라는 수식어가 붙는 '극복의 대상'이 될 것임에 틀림없어 보였다. 그러니 어떤 이유를 나열하더라도, 이 치열한 사회에서, 극복할 것도 많은 이 치열한 사회에서 극복할 '꺼리'를 하나 더 만드는 것에 대해 딸아이의 말에 동의할 수가 없는 것이다. 웬만한 것은 다 양보하고 결국 '키 성장 프로그램'을 함께 진행하기로 동의를 얻어냈다. 이것 참, 누구 좋으라고 하는 건대 양보해 달라는 것이 그리도 많은지. 어쨌든 아이의 동의를 얻은 후 모발을 뽑아 분석한 결과를 가지고 프로그램을 진행했다.

키 성장에 있어 우리가 관심을 가져야 할 변수는 대략 3가지로 구분된다.

① 성장호르몬
② 영양소
③ 독소

세 가지 부분에서 문제가 있는 부분들을 개선해 나가면 키 성장 방해 요인들이 사라지는 것이 되니 당연히 DNA에 남아 있을, 유전적으로 25세 전후까지는 남아 있을 키 성장이 이루어지는 것이다. 하지만, 처음 6개월은 키가 미동도 하지 않았다. 노력을 해서 건강이 좋아진 기미가 보이는데도 한 번 멈춘 키는 흐름을 바꾸지 않았다. 그래도 해야 했다. 될 때까지 해야 하는 것이다. "오늘 한 노력에 대한 결과가 당장 오늘 나타나지 않더라도 '우주에서 사라지는 에너지는 없을 테니' 결국 언젠가는 나타날 것!"이라는 생각을 가지고 될 때까지 하는 것이다. 지루하고 길기만 한 6개월이 지나고 7개월 째 접어들었을 때 드디어 변화가 나타나기 시작했다. 딸아이를 가르치는 과외선생

님을 위로 바라보던 눈높이에 변화가 오기 시작한 것이
다. 그 후 6개월간은 눈높이의 변화를 신나게 느끼는 기
간이었다. 결국 과외 선생님을 눈 아래로 보기 시작하면
서 아이는 말을 바꾸기 시작했다.

'키는 역시 크고 봐야 돼!'
아이의 키가 작았을 때는 그 상황을 인정하고 받아들
이면서 그 상황에 대한 논리를 만들었던 아이가 상황이
바뀌자 과거의 상황에 대한 자신의 솔직한 심정을 나타낸
것이다. 돌이켜 보자면, 과거의 이야기는 솔직한 말이 아
니라 할 수 없어 하는 말이었던 것이다. 前 6개월의 변화
에 대한 시도기간을 거쳐 後 6개월간 성장기간을 보내고
나니 아이의 키는 어느덧 164cm에 이르렀다. 이후 다시
정체기에 들어갔지만 우리는 이 프로그램을 계속 진행하
고 있다. 우리는 알고 있다. '우주에서 사라지는 에너지는
없다!' 라는 것을 말이다.

요즘은 아이와 신나는 논쟁을 하고 있다.

'164cm에서 멈추는 것도 고려해 보겠다!' '168cm까지만 크겠다.' 라고 갈팡질팡하는 아이와 '사회적인 분위기를 알아보고 어디까지 커야할지 결정하자.' 라는 나와의 신나는 논쟁 말이다. 나는 요즘 특이한 버릇을 가지게 되었다. 키가 제법 큰 여자를 만나면 꼭 키를 물어 보는 것이다. 그리고, 그 여자가 신고 있는 신발의 뒷 굽을 본다. 176cm의 아가씨를 만났는데 뒷 굽이 거의 없는 신발을 신고 약간 숙이고 다니는 것을 보고 일단은 176cm보다 작은 키를 목표로 삼게 되었다. 167cm의 여자가 뒷 굽이 제법 높은 신발을 신은 것을 보고 167cm보다는 큰 키를 목표로 삼게 되었다. 이런 저런 과정을 통해 결국 170cm~172cm가 가장 이상적이라는 결론을 내렸다. 그래서 요즘은 아이와 추가적인 성장 범위를 놓고 논쟁을 하는 것이다.

'키를 선택할 수 있다!'
흥미로울 정도로 재미있는 주제를 놓고 논쟁을 벌이는 요즘 참 재미가 있다.

그런데 재미있는 것은 아이가 현재의 키도 괜찮다고 말은 하면서도 이 프로그램은 계속 진행하는 것이다. 정체기가 지나면 다시 훌쩍 커질 아이의 모습을 생각하면 지금의 아이 모습을 보고 '걸어 다니는 이쑤시개'라도 했던 분들이 그 때가 되면 어떤 표현을 할지 참으로 궁금하다. 그런데, 그런데 말이다. 참으로 이상한 점을 발견했다. 아이가 159cm에서 성장이 멈췄을 때는 1cm 더 성장시킨다는 것이 그렇게도 어려워 보였고 힘들게 생각되었는데, 164cm으로 성장한 지금은 159cm이었을 때는 상상하지도 못할 3cm~8cm의 변화에 대해 훨씬 더 수월하게 생각한다는 것이다. 성장하지 못했을 때는 아주 작은 성장도 어려워 보였지만 성장을 이루어갈 때는 아주 큰 성장도 더 쉬워 보인다는 것! 문득 문득 이런 생각이 든다. '그런 것이 키의 성장에서만 적용이 될까? 혹시 인생의 성장, 삶의 성장에도 적용되는 것은 아닐까?' 라는...

2006년, '성장은 자신감의 다름 아니다!'라는 화두로 시작되었다.
 -'키가 작으면 삶이 불편하다.'라는 생각을 가지고 쓴

글이 아니다. 결코, 키가 작은 분들에 대한 편견을 가지고 쓴 글이 아니니 오해 없으시길 바란다.

2009년 10월 현재, 아이의 키는 167cm이다.

'아토피(ATOPY)' 단상(斷想)!

'아토피'.

요즘에야 흔하게 듣는 말이지만 불과 몇 십 년 전만 하더라도 생소한 말이었던 '아토피'!

하지만, '아토피'라는 말이 흔해졌다고 해서 아토피가 나타내는 현상(現狀)이 알고 있는 말 만큼이나 '흔해져도 된다!'는 뜻은 아닐 성 싶다.

치과에서 환자를 진료할 때 가끔 깜짝 놀랄 때가 있다. 아직 영구치의 교환 시기가 되지 않았는데도 유치 발치를 하러 오는 아이들을 볼 때 말이다. 아이들만이 가지고 있는 치아인 유치가 어른들의 치아인 영구치로 교환되는 것, 그것은 성숙의 의미로서 인체의 성인화 정도를 나타내는 것이다. 여기에서 '성숙'이라 함은 성장과는 다른 의미로서, '성장을 몸의 크기 변화'라 한다면, '성숙은 나이의 변화'라 할 수 있을 것이다.

'푸에르토리코'라는 미국의 자치령에서 큰 일이 있었다. 그것은 생후 7개월 된 여자 아이의 젖가슴이 부풀어 오르고 20개월 만에 음모가 생기는가 하면 3-6세에 생리를 하는 등 비정상적인 조숙현상을 보이는 어린이가 2,000명이나 발생한 사건 때문이었다. 깜짝 놀란 학자들의 조사에 의하면! 푸에르토리코 사람들은 닭고기를 주식으로 삼는다. 이런 푸에르토리코 사람들에게, 주민들에게 공급되던 미국산 닭고기에 여성호르몬 잔류 량이 지나치게 많아서 생긴 일이었다. 푸에르토리코에 공급되던 닭고기, 플로리다 산 닭고기에는 그 닭을 빨리 키우기 위해 사료에 넣었던 성장촉진제인 에스트로겐-여성 호르몬-이 많이 있어 그 닭고기를 통해 여성 호르몬을 공급받은 어

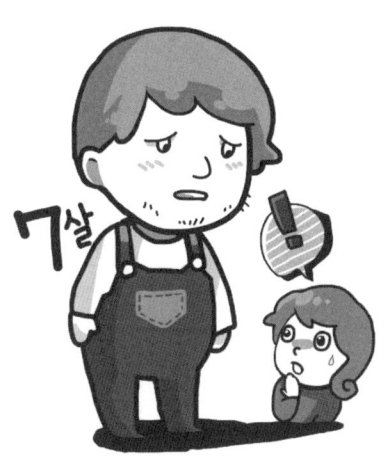

린이들이 일찍 여성으로 성숙된 사건이었던 것이다.

발치를 하기 위해 치과에 내원하는 아이, 만일 그 아이가 예상보다 빠른 유치 발치를 요하는 경우라면 그 아이의 부모에게 예외 없이 하는 질문이 있다. '혹시, 아이가 육식을 좋아하나요?' 지금 양계, 양돈 농가 분들께 심려를 끼쳐드리려고 하는 이야기는 아니다. 오로지 의료현장에서 겪는 '의아했던' 현상, 성장과 성숙에 대해 현장에서 벌어지는 비 이상적인 현상에 대해 이야기 하는 것이다. 그리고 우리가 겪는 이러한 비 이상적인 현상에 대해 푸에르토리코에서 일어났던 사건의 경우처럼 그 현상이 일어난 원인을 밝혀 다시는 그 현상이 나타나지 않도록 해야 하기 때문에 그 과정을 짚어보고자 했던 것이다. 비 이상적인 현상의 원인을 찾아내어 원인을 제거했으면 하는 생각, 이러한 생각은 나의 전문 분야가 아닌 곳에도 관심을 가지게 만들었다. '아토피', 바로 처음에 언급했던 'ATOPY' 말이다. 과연 '아토피'란 현상이 왜 일어났으며 그 본질은 무엇인지 하는 것 말이다.

현재 알려진 '아토피'라는 현상-질병이라기에는 아직 정립되지 않은 부분이 많은 것 같아 이렇게 칭하도록 한다.-의 본질은 무엇인가? 그것이 과연 피부에 문제가 있어 나타난 현상인가? 피부 질환인가 말이다! 피부 질환인가? 만일 아니라면? 만일 '아토피'라는 현상이 피부 질환이 아니고 몸속에 있는 독소들을 내보내는 현상이라면? 좋지 않은 음식물을 먹었을 때 몸을 운영하는 시스템이 이 좋지 않은 음식물을 빨리 내보내기 위해 설사라는 방법을 동원하는 것처럼 '아토피' 또한 몸에 있는 독소를 피부를 통해 내보내기 위한 인체 운영 시스템의 작용에 의한 현상이라면?

일반적으로 '아토피'에 걸린 환자를 치료하는 방법으로 스테로이드 연고를 통해 피부 반응을 줄이거나 경구 복용약을 통해 몸의 반응을 약화시키는 방법을 택한다. 그리고 가정에서도 '아토피'에 걸렸을 경우 피부를 강화시키는 방법을 빼 놓지 않고 사용한다. 그런데, 만일 '아토피'라는 것이 피부 질환이 아니라 몸의 독소를 내보내는 현상이라면 전혀 다른 방법을 사용해야 한다. 독소가 잘 빠져나올 수 있도록 피부를 강화시키는 대신 독소를 내보내는 몸의 반응을 더욱 강화시켜야 하는 것이다.

피부와 몸의 과민 반응인가? 아니면, 설사와 같은 몸의 방어 시스템 작용인가? 전혀 다른 치료 방법이 필요하기에 이 판단은 매우 중요하다고 할 수 있다. 지금까지 피부질환이라고 가정하여 치료해 왔던 결과는 어떤가? 그 치료의 결과로써 이제 '아토피'를 치료할 수 없는 '불치병' 수준으로 여기게 되지는 않았는가?

한 가지 더, 몸에 좋은 음식이나 영양 성분이 들어가면 '아토피'의 증상이 더 심해지지는 않았는가? 그 현상을 단지 과민반응을 수행하는 세포에게 많은 영양소를 공급했기에 더욱 심한 과민반응을 보이는 것이라 단정할 수 있을까? 몸의 시스템 운영에 필요한 물자가 공급되어 시스템 가동 능력이 향상되어 독소 배출 작용이 더 활발해진 것은 아닐까?

한 가지 더, '아토피'에 있어 피부를 강화시킬수록 몸의 면역력이 떨어지는 현상이 나타나는 것은 왜 일까? 왜, 피부상황은 좋아졌는데 감기나 폐렴으로부터 자유로울 수 없는가? 몸의 상황이 좋아져서 피부상황이 좋아진 것이라면 있을 수 없는 일이 아닌가?

나는 지금 무엇이 잘못되었다고 얘기하는 것이 아니다. 다만, "처음 판단한대로 꽤 오랫동안 진행했음에도 상황이 나아지지 않았다면 '처음 내린 판단과 그에 따른 진행에 대해 다시금 검토할 필요가 있지 않은가?' 생각해 보자."는 것이다. 만일 우리가, 우리가 걸어온 길을 돌아보면서 다시 검토하지 않는다면 이제 우리에게도 푸에르토리코에서 벌어졌던 어이없는 사건이 벌어질지도 모르는 일이다. 꼭 그렇게 자극적인 사건이 벌어져야만 재검토할 것인가? 지금까지 해 왔던 것이 틀렸다는 것이 아니라 다시 생각해 보자는 이야기를 하는 것이다. 이 나라에서, 우리 땅에서 푸에르토리코에서의 사건과 같은 일이 벌어지기 전에 원점부터 재검토해 보자는 말이다.

후유~

고민 고민하다가 열어본 생각이다. '아토피'하면 피부를 강화시키는 손질부터 하는 사람들이 대부분이기에 혹시나 하는 마음으로 옮겨 본 생각이다. 어떤 계기가 되었으면 하는 작은 바람과 함께 말이다.

용기와 끈기로
아토피를 이겨낸 중학생

　'아토피'라는 현상을 개선시킬 때는 몸 안의 독소의 종류와 양에 따라 빠져 나오는 과정에서 마치 나빠지는듯한 현상으로 인해 몹시 힘들 수도 있다. 이러한 해독과정에서 참지 못할 만큼 가렵고 괴로워 포기할 뻔 했다는 얘기는 '아토피' 현상을 해결하기 위해 우리 연구소를 찾는 분들에게서 그 현상을 개선하는 과정에서 끊임없이 듣게 되어 하는 말이다. 그 아이도 그런 과정을 맞이했고 결국 이겨냈다.

경기도 일산 근처 중학교 3학년에 다니고 있는 학생. 고등학교 입학시험이 얼마 남지 않았지만 그래도 고등학교에 진학하기 전에, 대학교, 사회에 나가기 전에 언젠가 끝내야만 하는 거라면 차라리 일찍 끝내고 싶어 찾아왔다고 했다. 용기는 가상하다만 끈기가 필요한 일이라 과정에서 겪게 되는 어려움에 대해 과장에 과장을 섞어 얘기했다. 그래도 하겠단다. 어차피 어렸을 때부터 고생해 왔고 어느 병원을 가 봐도 결과는 재발이었으니 관점을 바꾸어 '아토피'가 현상일 수도 있다는 내 이론에 자신의 '아토피 치유'를 걸어보겠단다. 용기가 가상하여 시작하기로 했다. 늘 그랬던 것처럼 과거로부터 현재에 이르는 습관을 보여주는 '모발검사'와 현재의 상태를 알 수 있는 '소변검사'를 병행하여 '식이요법'의 방향과 주위 환경 중에서 특히 주의해야 할 것들을 알려주었다. 아울러 진학하기 전까지 짧은 시간 안에 현상이 사라지기를 원해 영양제 섭취를 병행하는 '영양요법'을 병행하기로 하여 분석대로 어떤 영양제를 주로 섭취할지 알려주었다. 여러 번 연구소를 방문하여 변화되는 과정을 파악한 후 '식이요법'과 '환경요법', '영양요법' 역시 그 변화에 맞게 변화를 시

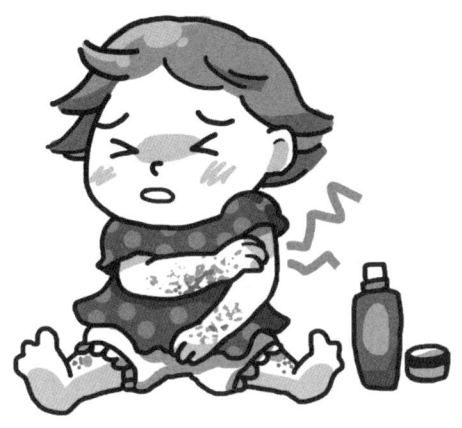

켜가며 대응했다.

드디어 올 것이 왔다.
피부에 물을 뿌리는 것 외에 피부를 강화시키거나 가려움을 감소시키는 그 어떤 것도 하지 않고 버틴 지 얼마 후 몸에서 사용하고 남은 영양소들이 독소들을 피부로 몰아내기 시작한 것이다. 가려움이 극에 달해 그 가려운 것을 긁지 않기 위해 글러브를 손에 끼고 잤다는 말도 하고 한센 병 환자 얼굴처럼 흉하게 변한 얼굴을 보고 부모와 자식이 서로 안고 울었다는 얘기도 들었다. 그러면서 나를 본다. '이 길이 맞긴 맞는 것이냐?'라는 눈길로 말이다. '부모가 잘못 생각하여 애를 죽음으로 몰아넣고 있다.'는 가까운 사람들의 힐난에 의연하게 대처하던 부모들조차 막상 내 앞에서는 같은 눈길을 보내면서 말이다.

학교에서는 '다른 학생들이 혐오감을 느낀다며 당분간 나오지 말아주었으면 한다.'라는 강제 권고가 내려졌단다. 그러나 어쩌랴. 가야할 길이라면 가야하고 가는 과정에 다리도 아프고 힘도 들지만 가야한다면 가야하는 것이다. 다행히 이런 힘하디 험한 과정은 단계적으로 나타나 쉴 틈을 주기에 학생도 그런 현상이 순간적으로 감소하는 행복의 시간도 맛보게 되었다. 하지만 후반으로 갈수록 더 힘해지는 것이 일반적이라 긴장의 끈을 늦추지 말아달라는 부탁을 해야만 했다.

이렇게 세 번 정도의 과정이 지나갔던 것 같다. 학교에서는 이 학생이 모진 병을 앓다가 죽은 것으로 소문이 날 정도로 긴 기간에 세 번 정도의 험한 과정이 지나자 드디어 바라던 결과가 나타났다. 어린 아이의 피부를 기억하는가? 그런 피부가 되어 나타난 것이다. 이겨낸 학생의 끈기가 참 놀라웠다. 그 학생이 요즘엔 여드름 때문에 고민할 정도로 행복한 시간을 보낸단다. 참으로 고맙고 고마운 일이다. 그 학생의 용기와 끈기로 이루어진 결과 자신과 같은 어려움을 겪고 있는 다른 이들에게 용기를 주고 있으니 말이다.

03 체력은 국력 맞는 말인가?

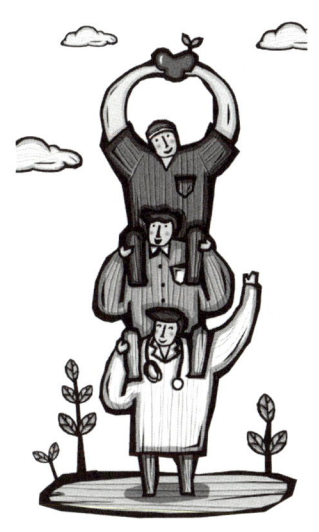

체력이 좋으면 건강한가?

　단도직입적으로 물어 보자! '힘이 좋으면 체력이 좋은 건가?' 그래 그럴 수도 있겠다. 그렇다면 '체력이 좋으면 건강이 좋은 건가?'에 대한 생각은?
　'체력은 국력!' 이 말이 옳다고 생각하는가?
　매일매일 달리기를 통해 체력을 튼튼하게 하던 사람이 갑자기 명을 달리하게 된 사건이 발생하여 미국이 뒤집힌 적이 있었단다. 분명히 운동은 건강에 좋은 것이라 생각했기에 벌어진 일이었다. 부검을 통해 그 사람의 심혈관계가 심하게 손상된 것을 보고 다시 한 번 경악을 했단다. 튼튼하기는 했지만 건강하지는 않았던 것이다. 매일매일 운동을 하면서 근육은 튼튼해졌지만 운동을 통해 발생한, '자유기[Free Radical]' '자유산소'라 불리는 물질에 의해 심혈관계가 손상을 입은 것이다.

그런 경우가 일본에서도 마찬가지로 발생했단다. 1990년대에 조사를 했단다. 운동을 많이 하는 사람들을 통해 운동이 건강에 얼마나 좋은 영향을 줄 것인지 분석을 시도했단다. 1964년 동경올림픽에 출전했던 선수들을 대상으로 말이다. 하지만 이런 조사가 곧 중단됐다고 한다. 당시 강의를 해 주신 서울대 의대 교수님 말씀에 따르면 동경올림픽에 출전했던 대부분의 분들이 일찍 세상을 떴기에 조사가 이루어질 수 없어 중단한 것이란다.

이것 참!

깜짝 놀란 일본 의학계가 그 원인 조사를 했고 결국 미국의 조사 결과와 같은 결론을 내린다. 그렇다면 '체력이 좋으면 건강한 것'이 아니라 '체력은 건강하기 위한 하나의 조건'이라고 할 수 있다. '좋은 체력을 가진 국민이 많으면 국력이 센 것'이 아니라 '좋은 체력을 가진 건강한 국민이 많으면 국력이 센 것'인 것이다. 그런데 왜 우리는 암암리에 그런 생각을 하는 것일까? 왜 그런 생각이 옳다고 믿게 되었을까?

어렸을 때 적응하기 힘든 과정을 거치면서도 굳세게 도전했던 일들이 있었다. 그중에는 '햄 먹기', '소세지 먹기', '라면 먹기', '우유 먹기' 등도 있었다. 지금 돌아보면 기가 막힌 일이었지만 당시에는 그것이 옳은 방향이라고 했으니 연습을 통해 그런 식품들 먹는 연습을 할 수밖에 없었던 것이다.

왜 그랬을까? 왜 그런 식품들을 먹는 것이 옳은 방향이라고 생각했을까?

'체력은 국력이다.'

이 말이 가진 함정이 꽤 기여했으리라 본다.

'체력=국력'이라 여겼으니, '국력이 센 나라를 체력이 센 국민이 만든다.'고 여겼으니 말이다. 국방력이 전 세계에서 1위라고 했던 미군의 체력을 유지해 주는 것이 무엇인지 궁금했을 것이고 그런 체력의 바탕에 우리와 다른 무엇이 있는지 평가했을 것이다. 잘 사는 나라, 미국에 유학 간 사람들은 우리와는 다른 형편에 있는 사람들을 보고 그런 형편 차이가 어디에서 비롯되었는지 궁금해 했을 것이다.

일본 사람들이 갑작스럽게 잘 살게 되었으니 우리도 그렇게 되고 싶다는 희망으로 그네들의 2차 세계대전 패전 후의 변화 상황들을 훑어보았을 수도 있을 것이다. 그 여러 상황을 종합해서 내린 결론 중에 하나가 바로 음식 문화 차이였던 것이다. 김치같은 풀이나 먹고 살아가니 고기 먹어 힘이 좋은 그네들을 따라갈 수 없다고 생각했던 것이다. 고기를 먹어야 힘을 쓰고 쓸만한 힘이 길러지면 건강해져서 그 건강함으로 국력이 향상될 것이라 생각했던 것이다.

막상 미국에서는 잘못된 음식 섭취로 인한 건강 문제가 점차 사회 문제로 대두되는 시점에서 우리는 미국의 과거, 건강에 대한 문제가 시작된 미국의 과거에 올라탄 셈이다. 손쉽고 간편한 그러면서도 단 맛을 좋아하는 사람들의 입맛에 맞는 식품들 개발에 열을 올리는 '일본 따라 하기'가 시작된 것이다. 지금도 일본 음식은 많이 달다.

많은 일본 사람들이 치아가 부실해 채 중년이 되기도 전부터 '틀니'를 끼고 살아가는 것에 대해 결코 이런 음식 문화가 '나 잘못 없네.'할 수는 없을 정도로 달게 먹는다. 그럼에도 불구하고 선진국 국민들이 먹는 음식이 선망의 대상이 될 수밖에 없었던 배경에는 '힘=체력=국력'이라는 등식도 자리 잡고 있었던 것이다. 적응하기는 힘이 들 수도 있지만 일단 적응이 되면 그 맛에서 벗어나질 못한다.

식품 회사들의 모토가 회람되고 있지 않은가?

'어떤 성분을 넣든지 간에 먹은 사람이 다시 찾을 수밖에 없게끔 중독이 되게 하라. 만일 그렇게 하지 못한다면 살을 찌우게 하라. 그래야 늘어난 살을 유지하기 위해 식품 소비량이 증가할 테니 말이다.'

낯선 냄새와 맛 때문에 적응하기 힘이 들 수는 있지만 일단 적응이 되면 빠져 나오기가 힘든 이유가 이렇게 숨어 있는 것이다. 당시 미군의 전투식량이었던 '씨레이션'에 들어가 있는 다양한 식품들의 그 오묘한 맛에 빠지면 결국 그 식품들의 '매니아'가 될 수밖에 없는 것이다. 후루룩 먹는 '라면'에 빠지면 그 '매니아'들을 대상으로 '라면'을 가공한 '라면땅', '자야'가 팔릴 것이니 식품 업계 입장으로 본다면 '땅 짚고 헤엄치기'가 아닌가? 그렇게 잘못된 지식과 함께 흘러온 세월동안 우리는 일사불란하게 대량 생산된 고기를, 다양한 식품 첨가물을 우리의 몸에 공급했던 것이다.

농작물의 건강에 좋은 '거름'이나 '퇴비' 대신 쑥쑥 크게 만드는 '화학비료'를 주듯이 엄청난 가공식품들을 우리 몸에 주었던 것이며, 한 번 사용하기 시작하면 그 편리함과 효율성에 푹 빠져들고 마는 '농약'과도 같은 첨가물들을 공급했던 것이다.

농민들에게 물어봐라. 자신들이 먹을 것과 판매할 것을 동일하게 대하는 지 말이다. 소비자의 외면으로 하는 수 없이 다르게 재배하는 것은 어쩔 수 없다. 하지만, 소비자의 외면 때문이 아니더라도 자신만의 건강 때문에 달리 재배하는 경우가 제법 흔한 것을 보면 한 번 생각해 볼 일이다. '화학비료'가 없었던 때의 방식으로, '농약'이 없었던 때의 방식으로 재배해서 자신과 가족에게 공급하는 것을 보면 생각해 볼 일인 것이다. 최소한 자신과 가족 그리고 가까운 이웃에게 만이라도 얘기할 일인 것이다. '우리 몸에 "화학비료"와 "농약"을 뿌리지 말자.'고 말이다.

'칼로리의 효율적인 공급이라는 면만 보고 몸에 주는 "화학비료"인 "가공식품"을 주지 말자'는 말, '한 번 사용하기 시작하면 빠져나오기 힘든 "농약"과도 같은 "식품첨가물"을 공급하지 말자.'는 캠페인을 말이다.

월남전 당시 전사한 미군들을 부검했더란다. 정확한 사인을 알기 위해 했던 부검에서 군의관들은 황당한 결과들을 보았더란다. 대부분의 미군들에게 동맥경화와 같은 성인병이 상당히 진행되고 있었단 것이다. 젊은 청년, 건강의 피크 점에 있어야할 나이에 이미 어느 정도 나이가 들어야 나타날 만한 성인병을 가지고 있었던 것이다. 군에서의 훈련을 통해 튼튼한 몸을 가졌지만 몸은 병들고 있었던 것이다. 곰곰이 생각해 볼 일이다. 특수부대하면 떠 올려지는 이미지가 있다. 그 어떤 불가능이라도 가능함으로 바꾸어 버리는 그 환상적인 이미지 말이다. 그 어떤 동물보다도 빠르고 강하고 한계를 넘어서는 특수부대원 이미지 말이다.

그런데 한 번 상상을 해 봐라. 임무를 수행해야 하는 특수부대원들의 몸이 설사에 취약한 건강을 가진 상태라면 임무 수행을 맡길 것인가? 신종플루와 같은 가벼운 공격에도 취약한 특수부대원들이라면 말이다.

이제, 다시 생각해볼 때가 되었다. 우리 가족들이 맡은 바 임무를 다하고 있는 군의 식탁에 올라가는 식단에 대해서 말이다. 효율적인 칼로리 공급에서 벗어나 건강에 초점을 맞춘 식단으로 바꿔봄은 어떨지 말이다.

길에 은행나무가 널려있다. 산에도 자주 보인다. 은행나무의 열매만 모아 굽거나 밥에 넣어 먹어도 좋으련만. 부대 주위에도 꽤 많을 텐데.

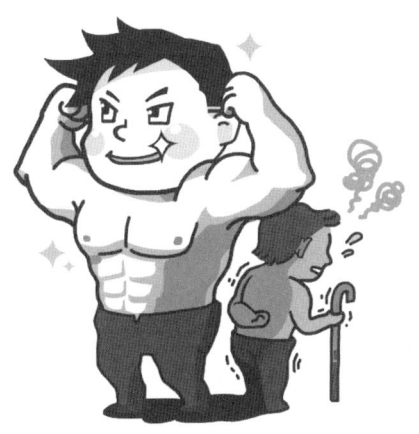

음식, 기운으로도 판단합시다!

 겨울잠을 자는 곰 두 마리를 깨워 가을 곰 한 마리와 싸우게 하면 누가 이길까?
 종교적인 관점을 떠나 짚어보고 싶은 부분들이 있다. 종교적인 의식 중에 순수한 종교적인 부분과 그 종교가 태어나고 성장했던 지역의 문화적인 부분이 섞여 있을 텐데 어떤 부분이 종교적인 부분이고 어떤 부분이 문화적인 부분인지 구분하기가 쉽지 않아 종종 갸우뚱 하게 된다. 우리가 이런 부분에 세심하게 신경을 써야 하는 이유는, 이러한 구분을 하지 않을 경우 심할 때는 대규모 박해가 일어날 정도로 심각한 일이 벌어질 수도 있기 때문이다. '제사'의 문화가 없는 나라의 관점에서 우리나라의 '제사' 문화를 판단하였기에 벌어졌던 처참한 박해들을 우리는 잘 알고 있다. '음주' '흡연'과 같은 문화 또한 그렇기에 종교를 알릴 때는 종교만 알려야 된다는 생각을 가지고 있다. 잘못하면 종교를 앞세워 스며든 문화 때문에 해당 나라에서 큰 사건을 만들 수도 있기 때문이다.

'짜게 먹지 말라!'고 한다.
 그 이유는 소금의 'Na'성분이 몸에 들어가 세포 내의 'K' 성분을 끌어내고 자신이 세포내로 이동하여 전해질 교란 및 물의 이동을 비 이상적으로 만들기 때문이다. 그래서 짜게 먹으면 혈압의 변동성도 현저히 높아지고 신장에 무리가 가기도 한다. 이러한 이유로 고혈압을 앓거나 신장이 불편한 분들에게는 반드시 '저염식'을 처방하는 것이 일반적 관례이다. 하지만, 국내 자연의학을 하시는 분들은 굳이 '저염식'을 고집하지 않고 있다. 왜냐하면, '우리가 먹는 소금'에는 'Na' 뿐만 아니라 다른 성분도 많이 들어 있기 때문이다. '우리가 먹는 소금!' 이라고 했다.

그러면 남들이 먹는 소금은 다른 것일지도 모른다는 생각을 해봐야 하지 않을까. 우리가 가진 서양 의학적인 지식의 원조는 유럽과 미국이다. 유럽과 미국에서는 소금의 본질을 '짠 맛'으로 규정했는지 'NaCl'을 소금이라고 한다. 합성을 통하여 만들었든, 아니면 바다에서 채취하여 'NaCl'만을 추출하였든 순수 'NaCl' 성분만 들어 있는 것을 소금이라고 한다. 따라서, 그들이 사용하는 순수한 'NaCl'은 짠 맛을 내는데 있어 효율적일지는 모르겠지만 순수 'NaCl'이 보여주는 부작용 때문에 사용함에 있어 조심성을 가져야 하는 것이다.

반면 우리나라 사람들은 바닷물을 말려 얻은 '천일염', 갯벌 흙에 스민 바닷물을 이용하여 얻은 '자염', 이런 소금들을 이용하여 만든 '죽염' 모두 'NaCl' 이외에 바다에 있었던 성분들을 함께 가지고 있다. 바로, 지구의 자궁이라는 바다의 양수를 그대로 가지고 있는 것이다. 다시 말해, '우리에게 전통적으로 공급되었고 현재도 공급되고 있는 소금은 서양의 소금과는 달리 우리 몸을 길러주었던 양수와도 같아 우리 몸에 도움을 준다.'는 것이다. 그래서 어떤 소금을 먹으면 건강이 나빠지고 어떤 소금을 먹으면 건강이 좋아질 수도 있는 것이다. 다만, 현재의 바닷물을 오염시킨 중금속은 없애야 하기에 800℃로 구워 먹어야 한다.

'소금', 종교와 마찬가지로 의학을 앞세워 식생활 문화가 스며든 예가 될 것 같다.

우리에게 문화적인 오류를 제공했던 서양의학이 많이 변해가고 있다.

과거에는 성분만을 생각하여 치료에 임했던 의사들 중 일부가 기운을 생각하여 치료에 임하는 것이다. 겨울 곰 두 마리가 두 마리의 기운을 의미하지는 않는다는 것을 이해하고 치료에 임한다는 소식들이 들려오고 있다. 힘이 센 가을 곰 한 마리의 기운이 자다 일어난 겨울 곰 두 마리의 기운보다 강할 수도 있다는 것을 알고 치료에 적용하기 시작했다. 살아있는 기운을 환자들에게 넣어주는 프로그램들이 속속 시도되어 과거에는 있을 수 없었던 결과를 도출해 냄으로써 그런 프로그램들이 인정받고 있다. 녹즙이나 농축영양제가 좋은 기운을 가진 것으로 인정받아 사용되고 있고, 합성하였거나 좋지 않은 기운을 가진 영양제들은 배척되기 시작한 것이다.

'젓갈을 먹지 말라!'고 한다.
역시 짠 맛의 성분이 순수 'NaCl'이라는 가정 하에 내려졌던 문화의 침범이다. 젓갈은 김치와 마찬가지로 우리 민족을 지켜주었던 발효음식이다. 중금속에 오염된 소금으로 절여 담근 김치, 중금속이 많이 스며든 김치가 익어갈수록 중금속이 없어지는 것을 발견한 것이 바로 몇 년 전 일이다. 발효균이 중금속을 먹어치웠는지, 밖으로 밀어냈는지는 모르지만 발효균의 위력이란 생각할수록 대단한 것이다. 처음에 담을 때는 된장도 중금속 덩어리였을 텐데 우리 식탁에 올라온 된장에는 중금속이 없다고 하는 것을 보면 참으로 대단한 발효균이다. 젓갈 또한 젓갈을 발효시키는 발효균이 충분히 일을 하여 잘 삭은 젓갈이 되면 그 또한 김치나 된장과 같은 것이 된다. 좋은 소금의 기운과 살아있는 발효균들의 기운들이 몸에 들어가게 하는 것! 그것이 젓갈을 먹는 의미가 될 것이다. 한 가지, 주의할 점이라면 발효균들이 일할 시간이 충분해야 한다는 것이다. 즉, 천일염을 이용한 발효음식은 충분히 발효시켜 먹으라는 것이다.

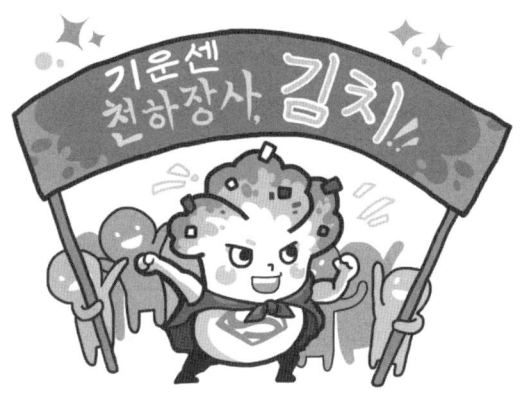

기운, 살아있는 기운들. 조금 있으면 내 몸에 들어와 좋은 기운을 넣어줄, 아직은 상 위에 놓여 있는 젓갈을 보면서 '도대체 저 발효음식에는 얼마나 많은 발효균들이, 넘치는 기운을 가진 발효균들이 씩씩하게 일을 하고 있을까?' 생각하면 이런 발효문화를 키우고 내려준 조상들에게 그저 감사할 따름이다.

> 몇 년 전 세상을 떠들썩하게 만들었던 사스(severe acute respiratory syndrome, SARS : 중증급성호흡기증후군)가 한국에서는 기를 펴지 못했던 이유가 바로 김치균과 같은 발효균 때문이라 하여 한류가 세상에 퍼지는데 한 몫 하지 않았던가? 신종플루 또한 한국인 중에서도 대부분 서양식 식습관을 가진 분들에게 나타나지 않았는가 말이다. 강한 해독력을 가진 유황을 먹여 키우는 유황오리에게는 주기적으로 세상을 놀라게 하는 조류독감이 발생하지 않았다는 말씀 또한 예사롭지 않은 것이다. '인체에 변종 조류독감이 옮겨올까?' 걱정하는 분들에게 시사하는 바가 많은 것이다. '그렇게 걱정이 되면 발효되어서 기운이 좋은 음식과 강력한 해독력이 있는 유황이 들어 있는 음식을 주로 섭취하면 어떨까?' 하고 제안하는 것이다.

'물개 오메가-3' 대 '연어 오메가-3'

요즈음 '오메가-3' 지방(지방산)을 모르는 사람들이 별로 없다. 그래서 주위 사람들을 보면 이렇게 저렇게 하여 집안에 '오메가-3'에 관한 제품들을 한, 두 가지씩은 가지고 있다. 그런데 이러한 제품들을 보자면 혼란스러운 것이 있다. 어떤 것은 '연어'에서 추출한 것도 있고 어떤 것은 '물개'에서 추출한 것도 있는데 그 효능에 대해서 구분이 잘 되지 않기 때문이다.

과연 어떻게 다를까? 어느 제품이 좋아서 선택하는 걸까? 아니면 그냥 나름대로의 기준에 의해 선택하여 먹고 있는 걸까? 하지만 대부분의 경우 그냥 가격을 보고 비교해서 먹고 있는 것 같다. 용량과 가격을 비교해서 말이다. 그래서, 요즈음 같이 급격한 번식을 하여 생태계에 좋지 않은 영향을 주고 있는 '물개'들의 개체수를 줄이기 위해 대량으로 포획하는 경우에는 물개에서 추출한 것으로 만든 제품의 가격이 '연어'로 만든 '오메가-3' 제품 가격보다 많이 저렴하기에 '물개'로 만든 제품에 대한 선호도가 증가하는 것 같다. 하지만 가격이란 품질이 동일할 때 비교가 되는 것이지 품질이 다를 때는 비교의 변수로서 취하기에는 무리가 있다고 볼 수 있다. 그러면 '과연 두 종류의 제품 품질이 동일할까?'

'콜레스테롤'하면 천대받던 시절이 있었다.
그래서 건강검진을 할 때 흔히 하는 혈액검사 항목에는 '콜레스테롤' 수치가 포함되어 있었으며 그 수치의 최고의 값을 정하여, 그 이상일 경우에는 그 검사결과를 가지고 상담 시 '동맥경화'나 '심장질환' 등의 위험성이 증가할 것임을 경고하곤 했었다.

그런데 어느 때 부터인가 '콜레스테롤'의 검사항목이 두 항목으로 나뉘어져 나왔다. 'LDL'과 'HDL'이 바로 그것이다. 'LDL'이라 하면 '콜레스테롤' 중에서도 '저밀도 지단백질(low-density lipoprotein)'을 의미하며 이는 과거에 알려진 '콜레스테롤'의 역할처럼 우리 몸에서 주로 좋지 않은 영향을 주는 것으로 알려져 있어 혈액 내에서 이 수치가 어느 정도 이상 넘어가지 말 것을 주문한다. 반면 'HDL'은 '고밀도 지단백질(high-density lipoprotein)'로서 일반적으로 알려진 '콜레스테롤'의 나쁜 영향을 오히려 감소시키는 훌륭한 '콜레스테롤'로 알려져 있기에 혈액 내에서 이 수치가 최저 어느 선 이상을 유지할 것을 요구하고 있다. 다시 말해서 'LDL'은 어느 선을 넘지 않아야 건강을 유지할 수 있고 'HDL'은 어느 선 이상이 되어야 건강을 유지할 수 있는 것이다. 이렇게 해서 싸잡아서 '콜레스테롤'이라 불리며 나쁜 취급을 당하던 'HDL'이라는 불포화지방(지방산)이 갑자기 우리들의 '건강지킴이'로 자리 매김하게 되었다. 그래서 이러한 불포화지방(지방산)이 많이 들어 있는 '견과류'에 대한 사랑이, '등 푸른 생선'에 대한 사랑이 유행처럼 되어버렸다. 그런데 정말로 '견과류'와 '등 푸른 생선'이 건강에 좋기는 좋은 것일까? '해바라기'씨에 불포화지방(지방산)이 많이 들었다고 해서 제법 인기가 좋은 것 같다. 그래서 그 '해바라기'씨를 간식으로도 먹고 술안주로도 자주 먹는 것 같다. 그런데 정말로 그 '해바라기'씨를 먹으면 건강에 좋긴 좋은 걸까?

우리가 그렇게 좋아하는 불포화지방(지방산)도 몇 가지 종류가 있다.
그 중 대표적인 것을 꼽으라면 '오메가-3'지방과 '오메가-6'지방을 꼽을 수 있다. 이러한 대표 지방의 경우 우리에게 꼭 필요한 물질로 인정받아 섭취를 권장하게 되었는데 얼마 전부터 새로이 알려진 사실 때문에 권장에 있어 전제 조건을 달게 되었다. 일반적으로 '오메가-6'지방이 좋다고 알려져 있지만 그 양이 과할 경우 몸에서 염증을 일으키는 등 부작용이 제법 있는 것으로 알려져 '오메가-6'지방 섭취에 있어 섭취 한도를 정하게 된 것이다. 일반적으로 '오메가-6'지방의 적정한 섭취 양은 '오메가-3' 지방과의 비율로 정하게 되는데 가장 이상적인 섭취 비율은 '오메가-6'지방 대 '오메가-3'지방의 비율이 '3:1'이지만 최대 허용한도는 '10:1'까지로 되어 있다. 하지만 '10:1'이 최대 허용치라고는 하지만 그 한도가 적정하다고 볼 수는 없기에 가능하면 '3:1'의 비율을 맞추어 섭취하는 습관을 가지는 것이 좋다고 볼 수 있다.

'해바라기'씨는 어떤가? 단순히 불포화지방의 관점이라면 그러한 지방이 많이 들어 있는 '해바라기'씨는 당연히 섭취 권유 대상에 들어가야 할 것이다. 그런데 그 '해바라기'씨에 들어 있는 불포화지방이 어떤 종류인지 생각해 보고 섭취하고 있는가? 알려진 바로는 '해바라기'씨에 들어 있는 '오메가-6'지방 대 '오메가-3'지방의 비율이 '71:1'이라고 한다. 적정 섭취 비율인 '3:1'은 어림도 없을 뿐 아니라 한도 섭취 비율이라고 알려져 있는 '10:1'보다도 7배 이상이나 초과하는 것이다. 우리가 즐겨 먹는 '땅콩'은 더하다. '33:0'이라고 알려져 있다. 양은 모르겠지만 비율로만 따진다면 한 마디로 무한대의 비율인 것이다. '대두유'는 '54:8', 옥수수는 '57:1' 그리고 우리가 그렇게도 건강의 보고처럼 여기고 있는 올리브유는 그 비율이

'9:1'로 알려져 있다. 물론 식품이 좋고 나쁜 것을 단순히 '오메가-6'지방과 '오메가-3'지방의 비율로만 구분할 수는 없기에 단순히 이 비율만을 가지고 논할 필요는 없다. 하지만, 식품의 유용성을 판단할 때 이 기준도 여러 기준 중에 포함되어야 하기에 그냥 지나갈 수는 없는 것이다.

그러니 기왕이면 좋은 간식을 먹자고 '해바라기'씨를 먹는 거라면, 건강에 도움이 되자고 술 안주를 '해바라기'씨로 선택하는 거라면 다시 생각하고 선택할 일이다. '호두'는 어떤가? 확실한 비율은 모르겠지만 '오메가-6'지방 대 '오메가-3'지방의 비율이 '1:2'정도로 알려져 있는 '호두'를 간식으로, 그 '호두'를 술 안주로 하는 것은 어떤가 말이다. 아무튼 이래 저래 '콜레스테롤'로부터 비롯된 인식의 전환 요구가 '불포화지방'까지 넘어오게 되어 이제 '오메가-3'지방이 각광을 받게 된 것이다.

하지만 이렇게 건강 지킴이의 총아처럼 떠 오른 '오메가-3'지방에도 우리가 상식으로 알고만 있는 내용을 혹시 다시 생각해 볼 필요가 있는 점이 있다면? '물개'에서 만들어 낸 '오메가-3'지방과 '연어'에서 만들어 낸 '오메가-3'지방이 같은 '오메가-3'지방일까? 물론 성분만으로 본다면야 전혀 다를 게 없겠지만 혹시 관점을 달리 한다면 기능이 다른 것은 아닐까?

만일 성분도 동일하고 여러 관점에서 보아도 동일한 기능이라면 당연히 '물개'로부터 만든 '오메가-3'지방을 먹어야 하니 말이다. 과연 최근 급격한 번식을 하여 생태계에 좋지 않은 영향을 주고 있는 '물개'들의 개체수를 줄이기 위해 대량으로 포획하는 '물개'로부터 만든, 그래서 상대적으로 가격이 저렴해진 '물개'로부터 만든 '오메가-3' 제품을 먹는 것이 좋을까? 그것이 옳은 선택일까? 아니면, 가격이 상대적으로 조금 더 나가더라도 지금처럼 '연어'로 만든 '오메가-3' 제품을 먹는 것이 옳은 선택일까? 결론에 이르기 위해 이제 하나의 의문을 해결해야 한다.

"과연 물개로 만든 '오메가-3'지방과 연어로 만든 '오메가-3'지방이 같은 기능을 발휘할까?" 하는 점이다. '만일 그렇다면 그 근거는?' '만일 아니라면 그 근거는?' 그렇다면 과연 "'오메가-3'지방은 무엇이며 어떤 역할을 하는 것일까?" "어떤 역할을 하기 위해 '오메가-3'지방이 만들어지는 것일까?" 그것은 동물의 경우 피부 아래에 위치하여 외부로부터의 자극을 방어하는 목적을 가지고 있다고 알려져 있다. 동물에 있어 외부로부터의 자극이라 함은 추위가 될 수 있겠고 물개나 연어처럼 물에 사는 동물들은 수압까지 완충해주는 역할을 한다고 알려져 있다. 그렇다면 결국 물개와 연어로부터 얻어지는 '오메가-3'지방은 추운 바다일수록, 깊은 바다에 오래 있을수록 더 좋은 지방이 만들어진다고 할 수 있는 것이다. 캐나다의 물개는 북위 50도 전후에서 산다고 알려져 있다. 깊은 바다가 아닌 물고기를 잡을 정도의 바다에 들어갔다 나왔다 하는 것으로 알려져 있다. 바다의 압력은 물에 들어갈 때만 받을 뿐이고 북위 50도면 유럽의 경우 독일 정도의 위도이니 추위도 그렇게 심하지 않을 것이다. 캐나다 밴쿠버의 경우 사람이 살기 좋은 최적의 자연을 가지고 있다고 알려져 있으니 캐나다 물개 또한 그럴 것이다. 그러니 캐나다 물개의 경우 외부 자극이 별로 없는 상태로 지내는 것이다. 그러니!! 기능이 좋은 '오메가-3'지방이 만들어질 수가 없을 것이다. 태어나기를 그렇게 태어났으니 '오메가-3'지방을 가지고 있는 것이지 어떤 자극을 방어하기 위해 '오메가-3'지방이 필요한 것이 아닐 수도 있는 것이다. 물개로부터 만들어진 '오메가-3'지방은 성분상 '오메가-3'지방일 뿐이지 역할을 잘 하는 "기능 좋은 '오메가-3'지방"은 아닐 수 있는 것이다.

하지만 연어는 어떤가? 어디서 사는가?

우리나라 남대천에도 살고 북극 노르웨이 앞바다에도 있다. 남대천 연어는 추위나 수압과 같은 자극이 없으니 여름 여우 털처럼 '오메가-3'지방은 별 기능이 없는, 성분만 '오메가-3'지방일 것이다. 하지만 노르웨이 앞바다에서 사는 연어라면 얘기가 다를 것이다. 그들 연어는 수심 수 십 미터 아래에서 산다고 알려져 있다. 노르웨이 어디

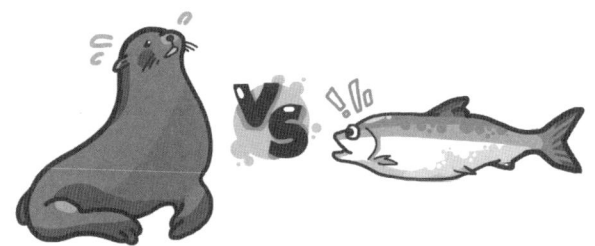

쯤에서 사는가? 북위 75도 윗 쪽에서 살다가 잡히는 것으로 알려져 있다. 수심에 대한 압력을 견뎌야 하고 영하 근처인 추위 또한 늘 견뎌야 하는 것이다. 그러니 그 바다에서, 춥고 깊은 바다에서 사는 연어를 잡아 만든 '오메가-3' 지방이라면 다를 것이다. 자극을 받아 촘촘히 난 겨울 여우 털처럼, 그래서 목도리로 사용할 수도 있는 것처럼 그렇게 실(實)한 '오메가-3' 지방인 것이다.

이제 이야기는 자명해졌다.
'마음으로만 느낄 것인가?, 몸으로도 느낄 것인가?' 선택해야 하는 것이다. 그저 '오메가-3' 지방을 먹고 있다는 뿌듯함을 느끼기 위해서라면 굳이 돈을 들여서 좋은 것을 선택할 필요는 없는 것이다. 하지만 '오메가-3' 지방을 먹고 있다는 뿌듯함과 더불어 몸에 제대로 기능을 해서 몸을 기쁘게 해 줄 그런 '오메가-3' 지방을 찾는 것이라면 선택의 기준이 기능에도 있어야 하는 것이다. 그러니 자신에게 묻고 구매할 일이다. '몸으로도 느끼고 싶은가?'라고 말이다. 올 겨울은 작은 추위에도 옷을 껴입으면서 정신을 못 차릴 정도이다. 노르웨이, 늘 영하 근처인 그곳은 얼마나 추울까? 그러니 연어들은 얼마나 껴입을까? 순도 높은 '오메가-3' 지방을 말이다. 거기에 10기압 가까운 압력... 우리에게 10배의 외부 압력이 주어질 때 우리가 반응할 그 노력이 그 연어들의 옷에, 연어들의 '오메가-3' 지방으로 남아 있을 테니 말이다.

푸르디 푸른 생명의 기운

나는 연어!
　엄마 아빠가 우리에게 생명을 주고 떠났듯이 나도, 나와 같은 우리들도 그렇게 하려고 준비 중이다. 우리가 어떻게 해서 이런 준비를 하는지 그 이유는 모른다. 다만 나와 우리들의 시상하부와 뇌간[腦幹]에서 그렇게 행동하도록 프로그래밍 되어졌다고 짐작할 뿐이다. 한 마디로 본능이란 것이다. 그렇다고 그저 후손만을 위해서 만들어지고 태어났다는 말은 아니다. 하지만, 우리가 어린 시절, 태

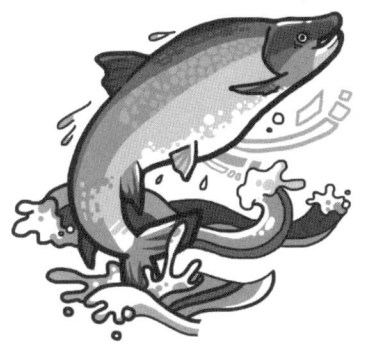

어난 지 불과 2달도 되지 않아 이 먼 곳을 향해 헤엄쳐 왔다는 것은 본능 말고는 달리 설명할 길이 없지 않은가? 도대체 이렇게 멀리 떨어진 곳에 우리는 어떻게 오게 되었을까?

여기는 깊고 깊은 바다!

햇빛의 파란 빛만이 겨우 통과해 들어오는 깊고 깊은 바다. 수심이 100미터 가까이 되므로 압력이 엄청나다. 땅 위의 10배 가까운 압력을 견뎌야 하는 것이다. 아무리 이곳이 북극에 가깝다고는 하지만 깊은 바다인지라 생각보다는 덜 춥다. 늘 영하도 아니요, 늘 영상도 아니지만 견딜 만은 하다. 사람 사는 사회에서 말하자면 냉장고에서 냉장 칸 온도쯤이라 생각하면 된다. 그래도 뭐, 춥기는 춥다. 그래서 옷을 입어야 한다.

옷?
껍질 안에 완충 작용을 하기 위해 가득 채워 놓은 기름 말이다. 추위도 견뎌내고 그 무서운 압력에도 견뎌낼 정도로 순도 높게 가득! 말이다. 이런 우리를 우리는 모두 대단하다고 생각한다.

나는 연어!
내 안에 생길 아이들을 위해 준비 중인 것이다. 강해져야 한다. 그 먼 길을 다시 돌아가 나와 우리가 태어났던 그 곳으로 돌아가려면 강해져야 한다. 그 강을 굶으면서 거슬러 올라갈 때를 대비해 강해져야 하는 것이다. 먹지도 못하고 힘들게 올라갈 그 때를 대비해서 말이다. 그렇게 하기 위해서는 10기압 가까운 압력도 너끈히 이겨내야 한다. 그래야 굶으며 올라가는 강에서 닥칠지도 모를 어려움을 이겨낼 수 있을 것이 아닌가 말이다.

파란 빛이 넘실대는 이곳은 전투 훈련장과도 같다. 모두들 힘든 훈련을 기꺼이 자청하고 기어코 이겨내는 것이다. '엄마 찾아 삼만리' 라고 했던가? 우리가 떠나 온 여행길이 그랬다. 삼만리 쯤 되는 것이다. 어렸을 때 뭣도 모르고 그냥 물결 따라 떠났는데 이렇게 멀 줄은 몰랐다. 하지만 이곳에 도착하고 보니 그렇게 먼 길을 온 이유가 있는 것이다. 이곳은 훈련장. 이곳에서 훈련을 받고 다시 삼만리를 거슬러 돌아가는 것이다. 그 길을 가며 생각하리라. 엄마 아빠가 돌아가며 했던 생각을 말이다. 나의 아이들, 우리의 아이들도 우리들처럼, 늠름히 헤엄치며 우리가 지나온 이 과정을 잘 할 수 있기를 바랄 것이다. 그러니 우리는 그를 위해서도, 우리가 걸어오고 걸어갈 그 험하고 먼 길을 다닐 그 아이들을 위해서라도 강하고 강한 아이들을 만들 몸을 가져야 하는 것이다. 강하디 강한! 그래서 이곳에는 강하고 더 강하고 그에 더해 더할 수 없이 강한 몸을 만들기 위해 기꺼이 자신을 훈련하는 나와 우리들이 있는 것이다. 그래서 이곳에는 무언가 이루어내기 위한 기운들이 넘친다. 그냥 대강 시간을 보내는 것이 아니라 돌아갈 시간이 가까워올 수록 조금이라도 더 많은 기운을 가지고 떠날 수 있게 강하디 강한 훈련에 임하는 것이다.

파란 바다에 푸르디 푸른 생명의 기운이 넘쳐나는 곳! 여기가 그렇다. 어떻게든 강하게 만들어 출발해야 엄마와 아빠가 우리에게 나누어주신 그 일을 대를 이어서 할 수 있는 것이다. 날이 갈수록 넘친다. 견딜 수 없이 기운이 넘칠 때 떠나는 것인데 지난주에도 수만의 친구들이 떠났고 이제 나도, 우리도 떠날 것이다. 견딜 수 없이 넘치는 이 기운을 보니 그 때가 왔음을 느끼는 것이다.

뭔가 이상하다. 얼마 있으면 떠날 텐데 뭔가 이상하게 우리를 압박하여 위쪽으로 이동시키는 것이다. 사람들의 그물에 갇힌 것이다. 어제도 많은 친구들이 위로 올라갈 때 아래에 뭔가의 망이 있는 것을 보았기에 어쩐지 잘 못되는 것 같아 서로 조심하자고 했는데 그 망, 그 그물에 우리가 걸린 것이다.

안되는데... 돌아가야 하는데... 이렇게 터지고 넘치는 기운을 갖기 위해 얼마나 노력해 왔는데... 내 아이들을 위해 얼마나 단련해 왔는데... 푸르디 푸르러 터질 것 같은 이 기운을 주어야 하는데... 물 위에 들려져 배 위에 내려지니 숨이 가쁘다. 인간이 밉다. 아이들을 위해 주어야 할 기운을 훔쳐가는 인간이 말이다. 하지만 어차피 숨을 거둘 텐데 나의 이 기운이 좋은 곳에 사용되기를 바라는 게 나을 거란 생각을 해 본다. 어떤 인간인지, 어떤 사람인지 넘치는 나의 이 기운을, 푸르디 푸른 생명의 기운을 잘 받아 들였으면 하는 마음이다. 마지막 숨인가 보다. 문득 떠오르는 생각을 보니 말이다. 엄마 아빠는 어떻게 생겼을까?

어떤 성분이 기능에 주 역할을 한다는 것이 서양의 분석학적인 이론이라면 그 성분의 기운이 더 큰 영향을 미칠 수도 있다는 동양의 자연중시 이론도 있음을 얘기하고 싶었다. 좋은 비타민C와 나쁜 비타민C가 있다고 말이다. 자연에서 얻어진 농축 비타민C가 하는 역할과 인공적으로 합성한 비타민C가 성분은 같을지언정 결코 역할까지 동일하다고 할 수는 없을 것이다. 비타민C로서의 역할이야 같을 수 있겠지만 자연적인 기운과 합성적인 기운이 결코 같을 수는 없기 때문이다. 그러니 좋은 비타민C와 나쁜 비타민C가 존재할 수 있는 것이다. 최근 서양의학에서 불치라고 여겨져 증상 완화에만 매달리고 있는 '자가 면역 질환'에 '연어로 만든 오메가-3'를 사용해 오고 있었는데 그 효과가 너무 좋아서 고민에 빠졌었다. 그런 효과가 그렇게 불치병처럼 여겨지는 '자가 면역 질환' 분 아니라 약을 먹어야만 견딜 수 있는 통증 때문에 아주 오랫동안 약 먹기를 멈출 수 없었던 경우에도 '연어의 오메가-3'는 놀라울 정도의 효과를 보여 결국 그 약을 끊게 되는 경우도 종종 나타난 것이다. 이 무슨 조화인지. 단순한 '오메가-3 지방산'의 역할치고는 가공할 만한 효과인 것이다. 그래서 생각해 본 것이다. "혹시 성분은 '오메가-3 지방산'이지만 북극의 춥고 깊은 바다에서 멀고 먼 고향까지의 생명을 건 회유를 준비하여 길러진 엄청난 기운이 그 '오메가-3 지방산'에 실려진 것은 아닐까?" 하고 말이다. 그렇지 않고서야 어떻게 설명할 수가 없는 것이다. '한 두 건이라야 우연이라고 얘기할 수 있지!' 싶은 것이다.

'수족구병', 공격의 문제, 방어의 문제?

'수족구병'[手足口病, hand foot and mouth disease] 말 그대로 손과 발 그리고 입안 등의 표면에 물집이 생기고 헐어서 불편을 주는 병을 말한다. 맞다. 우리가 대학에서 배운 '수족구병'은 불편을 주는 병이라고 배웠던 기억으로 남았다. 그런데 이번에 그 병으로 명을 달리한 어린아이가 있다는 소식이 들렸다. 나는 그 소식에 그만 소스라치게 놀라고 말았다. 물론 그 병을 일으키는 원인으로 지목된 두 가지 바이러스 중에서 한 가지 바이러스가 뇌에 매우 좋지 않은 영향을 줄 수도 있다는 것은 안다. 하지만, 실제로 그렇게 치명적인 결과가 나왔다는 것을 이전에는 듣지 못했기 때문에 놀란 것이다. 그러니 이번의 불편한 소식이 아마도 내가 아는 한 첫 번째 불편한 소식인 듯하다. 만일 불편한 소식들이 많았으면 치과에서 그 병으로 불편을 겪는 환자들을 볼 때마다 그들의 소중한 삶을 위하여 응급실로 보내곤 했을 텐데 그런 경우가 없었으니 말이다. 전염성이 강한 치명적인 병으로 여겨졌으면 당연히 그렇게 했을 것이니 말이다. 하지만 우리는 아니 최소한 나는 의료 현장에서 그렇게 놀랄만한 기억을 가지고 있지 않다. 어차피 바이러스가 원인이 되어 나타난 병이니 항생제는 소용이 없기에 대증 요법을 하면서 몸의 면역이 바이러스를 이기도록 도울 뿐인 것이다.

아 물론, 이 병을 대하는 자세는 동양의 자연의학과 서양의 의학이 서로 다르다.

동양에서는 바이러스는 열을 무서워하기에 인체가 바이러스에 감염되었을 경우 몸에서는 그 바이러스를 태우려고 열을 올리는 것이니 어느 정도 체온이 올라가는 것을 정상적인 인체 방어 반응이라고 하여 그대로 두는데 반해 서양의학에서는 비이상적인 체온 상승을 병의 증상 중 하나라고 여겨 체온을 낮추는 방법을 사용한다. 어떤 경우든 바이러스의 공격에 대한 방어는 절대적으로 몸의 면역에 의존하는 것이다.

'수족구병'. 과거에는 불편하기만 했던 병이 이제 치명적이라고 여겨져 전염병으로 지정될 예정이란다.

물론 치명적이라면 당연히 주목을 해야 하고 그것이 여기 저기 돌아다니는 병이라면 당연히 전염병으로 지정을 해야 한다. 하지만 그 전에 한 가지는 꼭 해야 하지 않겠는가? 불편하기만 했던 병이 왜 치명적으로 바뀌었는지 말이다. 짐작 가는 바가 있었다. 달리 변종이 생기지 않았다면 과거나 현재의 '수족구병'의 원인 바이러스는 동일할 테니 바이러스의 공격력 또한 동일할 테고 그렇다면 결국 이렇게 '수족구병'의 결과가 치명적으로 바뀐 데에는 그 바이러스와 싸울 면역이 허약해서 벌어진 일인 것이다.

면역력 약화가 원인으로 주목되는 것이다. 면역력 약화! 면역이 떨어져? 그러니 이 병에 걸렸다가 불편을 겪고

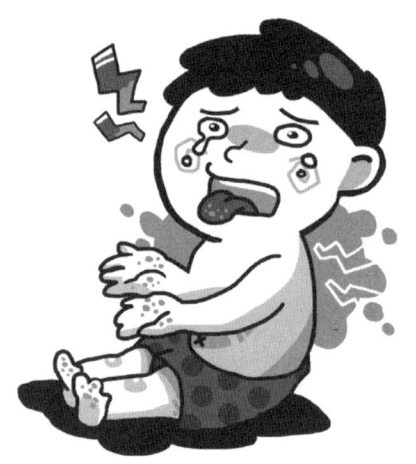

나은 아이와 그렇지 않은 아이의 면역은 다를 것이란 생각이 드는 것이다.

면역? 면역에 영향을 주는 것들에는 어떤 것들이 있을까?

짚어보면 아주 단순하다. 그것은 강원도 평창의 한 어린이집에서 영, 유아 14명이 이 병에 집단 감염되었다가 치료를 받았다는 소식을 해석해 보면 짐작할 수 있는 것이다. 그 14명의 공통점을 찾아보면 되는 것이다. 물론 그 어린이집에 다니는 모든 어린이들에게 발생한 것은 아니기에 단정을 지을 수는 없지만 최소한 짐작은 할 수 있는 것이다.

음식이 곧 약이라고 했던가? 그들에게 제공된 음식은 무엇이었던가? 물론 가장 깨끗하고 영양학적으로도 더할 나위없는 음식이 제공되었을 것이다. 나쁜 것이 들어갈 리가 없었을 테고 영양분이 골고루 들어간 음식이었을 것이다. 그런데도 집단 발병했다. 그렇다면 그 음식이 더럽고 비과학적이었는가?

우리는 여기서 세계를 주름잡고 있는 '신종 플루'를 타산지석으로 삼을 필요가 있다.

발생지라는 멕시코야 지역적으로 바이러스가 살기 좋은 환경을 가지고 있는 곳에서 더 많이 발생하고 많은 사망자가 나온 것은 어쩔 수 없는 일이겠지만 과학적이고 완벽한 위생체계 그리고 세계 최고의 의료 시설과 가장 효율적인 영양소 공급 원리를 꿰고 있는 미국에서 걷잡을 수 없을 정도로 번져나간 것을 보면 미루어 짐작할 수 있는 것이다. 우리나라의 경우 영양소도 허접해 보이고 식사 자체가 그리 균형 있어 보이지도 않는 시골의 어느 어르신들에게서 '신종 플루'가 발생했다는 소식을 들어본 일이 있는가? 특별히 질병을 앓고 있던 고위험군이 아니라면 말이다. 아이러니하게도 자의 반 타의 반으로 우리 식의 식사를 떠나 아주 균형 잡힌 서구식 식사를 하던 분들에게서 이 '신종 플루'가 나타났다는 사실은 무엇을 말함인지.

'수족구병' [手足口病, hand foot and mouth disease] 이 병에 걸렸던 아이들에게 제공되었던 식단이 과학적이고 합리적인 서구식 방식으로 제공되었는지 살펴볼 일이다. 시어서 꼬부라지고 짜기만 한, '비타민C'는 모두 파괴되어 서양 학자들의 입장에서 보면 도무지 왜 먹는지도 모를 김치의 위력에 'SARS' [severe acute respiratory syndrome 중증 급성 호흡기 증후군]가 힘을 쓰지도 못했던 것을 보고 김치에 있는, 보이지는 않지만 뭔가 강력한 것이 있다는 것을 인정하지 않았는가?

과학적이라는 말이 가장 효율적이고 최선이라는 말로 자꾸 바뀌어 들리는 현상은 그런 현상이 필요한 곳에만 사용되었으면 한다. 인체 내부에 들어가는 것까지 '너무 과학적인 잣대를 들이밀지는 말자.'는 말이다. 그러다가 정말로 '수족구병'을 전염병으로 만들지도 모르니 말이다. '수족구병'을 다스릴 유일한 방어막이 몸의 기운이랄 수도 있는 면역이기 때문에 성분으로 분석하는 서양적인 관점이 아닌 기운으로 바라보는 동양적인 관점이 더 좋을 수도 있다는 사실이 이번 사건을 계기로 널리 알려졌으면 하는 것이다. 이 병만 그런 것은 아니다.

언제부터인가 면역에 관계된 질환들이 우리 주위에 그다지 낯설지 않게 되지는 않았는가? 아직 치료 방법을 찾지 못했다는 그런 '자가 면역 질환'들을 포함해서 말이다. 이번 일을 계기로 관점을 바꿔보면 어떤가? 면역에 관계되는 증상들에 대한 접근 관점을 바꿔보면 어떤가? 성분의 관점에서 해결되지 않았다면 기운으로 해 봄은?

'날 감자'도 좋고 '날 양파'도 좋고 조금 조금씩 식단에 올려 양을 늘려보면 좋을 것 같다.

아주 강한 기운을 가진 유황을 제대로 먹인 '유황오리'가 '조류독감'에서 독야청청인 것처럼 좋은 기운을 담고 있는 이런 '날 감자'나 '날 양파'를 먹는 습관을 가지면 면역질환 같은 어마어마하게 무섭게 느껴지는 병에서 조차 독야청청할 수도 있을 테니 말이다.

구제역과 수족구병에 대해 궁금증이 생겨서.

구제역은 발굽이 둘로 나누어진 동물들이 겪는 바이러스 성 가축 전염병이다.

주로 입과 발굽 등에 생긴 수포로 인해 어려움을 겪는 법정 전염병인데 이 병에 대해 사회적인 관심이 생길 때마다 나는 몇 가지 의문을 가지고 있다.

1.생명에는 큰 지장이 없지만 광범위한 전파력 때문에 문제가 되고 있는 이 전염병이 왜 최근에야 문제가 됐는지. 과거부터 이 병이 있었다고 알려져 있는데도 말이다.

2.왜 이 병으로 인해 문제가 된 멧돼지들에 관한 얘기는 없는지. 인간이 항생제가 듬뿍 넣은 먹이로 키워 면역력이 떨어졌을 가축과는 달리 그들의 면역에는 문제가 적기 때문은 아니었을까?

3.이제 곧 법정 전염병 지정 여부를 논한다는 '수족구병'의 발병 부위가 손, 발, 입 주위인 것과 '구제역'의 발병 부위가 손(앞발), 발(뒷발), 입 주위인 것과 비슷하다는 점을 어떻게 설명해야 할까?

둘 다 과거에는 불편하다는 것 외에는 생명 유지에 지장을 초래한 것이 아니라는 공통점까지 말이다.

'수족구병'이 법정 전염병으로 지정되면 '구제역'과 과정까지 똑같다는 공통점까지 포함해서 말이다.

'신종 플루'? '날 양파'로 날려보자!

'신종 플루'에 의해 삶을 달리한 분이 몇 분 생겼다. 그래서인지 잠잠하던 세상이 온통 시끄럽다. 열(熱)에 약해 더운 여름에는 활동력이 더딘 '신종 플루' 바이러스에 의해 이렇게 사망자가 나온다면 선선해지는 늦여름부터 내년 봄에 이르기까지 엄청난 활동력을 보일 그 바이러스에 의한 후유증은 감히 상상할 수 없을 정도일 것이란 예상이 공식적으로 발표되고 있으니 말이다. 걱정이 되는 한편 이런 생각도 든다. '과연 그럴까? '정말로 그런 일이 벌어질까?' '정말로 그런 일이 우리 앞에 나타날까?' '현실화될까?' '만일 그런 우려가 현실화될 수 있다는 것이 사실이라면 막을 방법은?'

1985년 여름, '비브리오 패혈증'이라는 질병이 갑작스레 언론의 관심을 끌었다.

그리고 그 시기에 '비브리오 패혈증'이 바다에서 번식하는 호염기성 세균에 의해 발생한다는 사실이 알려지면서 한 철 장사를 기대했던 횟집들은 된 서리를 맞았다. 하지만 당시 우리는 지금도 기억날 정도로 엄청난 대우를 받으며 저렴한 가격으로 회를 입에 달고 살았다.

여기서 우리란 당시 대천과 대천 근처에서 근무하는 공중보건의와 그리고 그 공중보건의들과 함께 친목을 도모하던 의사들을 말한다. 횟집에 사람이 없으니 우리는 늘 1등 고객이었다. 해수욕장 근처에서 근무한다고 피서 겸 나를 만나러 오는 지인들에 대한 접대는 당연히 횟집에서 이루어졌다. 그 지인들은 처음에는 손사래를 쳤지만 이내 고분 고분 횟집으로 따라 들어왔다. 삼겹살 값보다 저렴했다고 하면 너무 심했나? 아무튼 그 이후로는 그 때 만큼 호쾌하게 사람들을 횟집으로 안내한 적이 없을 정도였다. 왜 그랬을까? 다른 사람들은 '비브리오 패혈증'이란 엄청난 병 때문에 감히 접근도 못하는 생선을 건강을 다루는 우리들은 왜 그렇게도 만용처럼 보이는 용기를 가지고 회를 먹었을까? 그것도 배가 터지도록 말이다.

왜 먹었을까? 그것은 우리가 그 과정을 알고 있었기 때문이다.

상처를 입은 몸으로 물이나 갯벌에 들어가 직접적인 감염을 입지 않는 한 '비브리오 패혈증'은 어패류를 통해서, 입을 통해서 인체에 들어오게 된다. 그때 '비브리오 패혈증'을 일으키는 균도 함께 들어오는데 대부분의 균들은 강한 산성인 위산과 더불어 인체의 방어막에 의해 소멸되고 만다. 하지만 인체의 방어막 중의 일부인 면역이 약해지면 그 균들은 번식을 하게 되고 심할 경우 생명에 영향을 주게 되는 것이다. 따라서, 당시 '비브리오 패혈증'으로 삶의 경계를 오갔던 분들의 공통점은 바로 간 기능 약화였던 것이다. 면역에 있어 직접 작용하기도 하고 다른 면역체들의 후방 지원기능까지 가지고 있는 간의 기능이 떨어진다는 것은 아군 방어력의 심각한 저하를 의미하기 때문이다. 그래서 우리는 그렇게도 회를 먹었던 것이다. 간 기능에 이상이 있던 사람이 없었으니 말이다. 우리 측 방어가 철저한 상황이니 '비브리오 패혈증'을 일으키는 균 쯤이야 오합지졸일 뿐이었던 것이다.

'신종 플루'는 어떤가?
이것 또한 공격과 방어의 게임이 아닌지.
들어오는 균이야 어쩔 수 없지만 그 균이 번식하고 사멸하는 것은 철저히 인체 내부의 방어 즉, 면역에 달려있는 것이다. 그러니 외부의 균을 죽일 수 없다면 내부의 면역을 높이면 되는 것이다. 이러한 논리의 근거는 '신종 플루'에 걸리거나 위험에 빠지는 분들의 면역을 살펴보면 될 일이다. 일반적으로 면역을 높이는 습관을 가진 분들에게 '신종 플루'? 어림도 없는 일이다. 여기서의 습관 중에 가장 중요한 습관은 바로 식습관이다. 면역을 높이는 음식을 주로 섭취했던 분들은 '신종 플루'가 방송에서나 볼 수 있는 일일 뿐이다. 특이한 점은 과학적으로 컨트롤 된 음식을 드셨던 분들에게 '신종 플루'가 많은 점이다. '신종 플루'의 발생지인 멕시코보다 '신종 플루'로 고생을 더욱 많이 하고 있는 미국을 보면 알 수 있다.

미국인의 식단이 멕시코의 그것보다 비과학적은 아니지 않는가? 훨씬 더 과학이 발달한 미국에서 '신종 플루'가 기승을 부리는 것은 과학적인 식습관이 반드시 옳은 것만은 아님을 의미할 수도 있는 것이다.

과학에서 완전식품이라고 인정하여 권장 식품에서 빠지지 않고 등장하는 '계란'과 '우유'!
완전식품의 함정에서 벗어나야 하는 것이다. 성분상으로만 본다면야 두 식품만큼 완벽에 가까운 식품이 있으랴마는 좋은 성분 뒤에 숨은 '산성'이라는 기운 즉 '산성'의 기운을 가진 '완전식품'이라는 것 때문에 몸을 산성화 시킬 수밖에 없는데 이렇게 산성화된 몸은 인체의 항상성[恒常性=Homeostasis=생체가 환경변화에 대응하여 일정한 상태를 유지하거나 유지하려는 성질]에 의해 다시 원래의 상태로 돌아가게 된다. 하지만 이렇게 항상성[恒常性]으로 인해 인체가 정상 상태로 돌아가는 과정에서 많은 영양소가 소모되는데 이렇게 소모되는 영양소가 '계란'이나 '우유'에 의해 공급되는 영양소보다 더 많을 수 있다는 점을 염두에 두어야 하는 것이다. 거기에 '계란'이나 '우유'가 가지고 있는 항생제나 성장촉진제를 염두에 둔다면 항상성[恒常性] 유지에 소모되는 영양소는 훨씬 더 많을 것이다. 그러니 과학적인 분석 방법에 의해 만들어지고 공급되는 식품이 반드시 좋은 식품만은 아니라는 것이다.

그렇다면 과연 어떤 음식을 주로 먹어야 할까? '신종 플루'에 걸리지 않으려면 말이다.

걸려도 가벼운 감기 정도로 끝나려면 말이다. 그것은 인체 면역을 중시하는 '자연의학[自然醫學]'에서 권해주는 식단에 주목하면 된다. 자연적이면서 발효를 중시하는 식단 말이다. 자연식? 이런 말을 하면 말 자체가 낯설다는 표정과 함께 막막하다는 표정이 대부분이지만 아직은 건강을 유지하고 있는 산과 들 그리고 바다에서 구할 수 있는 식품들을 생각하면 쉽게 해소 된다. 산나물, 들나물, 양파, 마늘, 버섯, 감자, 콩이나 보리 같은 잡곡류, 다양한 해조류들. 이 얼마나 많은가 말이다. 그것뿐이던가? 넘치는 채소들과 다양한 새싹들, 그리고 철따라 우리에게 기쁨을 주는 생생한 과일들을 생각하면 이미 우리는 온통 자연식단에 둘러싸여 살고 있었던 것이다. 단지 그런 것들이 아닌 다른 것들을 주로 선택하였기에, 다른 것들을 구하러 다녔기에 눈에 띄지 않았을 뿐이다. 또 있다. 호두나 잣과 같은 견과류, 대추, 은행 등등. 많기도 하다, 참으로! 이러한 자연식을 먹을 경우에 권해주는 방법이 있다. 그것은 가공을 최소한으로 해서 먹으라는 것이다.

양파나 마늘의 경우 '자연의학[自然醫學]'에서는 음양오행 중 '金'의 영역에 속하기에 '火'의 견제를 받는다[火克金]고 되어 있고 실제로 양파나 마늘에 열을 가하면 원래의 기운이 현저히 감소하는 것을 볼 수 있다. 다시 말해 양파나 마늘을 굽거나 찌는 방법으로 열을 가하면 맵지 않아 먹기 좋게 되는데 이것은 '金'의 본래 기운인 매운 기운이 감소해서 생긴 현상이므로 자연 상태로 먹을 때와는 기운의 차이가 클 수밖에 없는 것이다. 뭐 매워서 자연 상태로는 도저히 먹을 수 없다면 열을 가해서라도 먹는 것이 아예 먹지 않는 것보다는 낫겠지만 말이다. 그리고 견과류와 같이 불포화 지방이 많이 함유된 식품의 경우 그 지방 함유량을 알고 선택하는 것이 좋다. 오메가-3 지방산과 오메가-6 지방산의 비율을 비교해 보아야 하는 것이다. 그런 면에서 호두는 빼 놓을 수 없는 권장 식품이다. 반면 거의 대부분이 오메가-6 지방산인 해바라기 씨의 경우 섭취에 제한을 두는 것이 좋다. 다만 호두를 먹을 경우라도 가능하면 껍질이 있는 것이 좋다. 최소한 겉 껍질은 아니더라도 속 껍질이라도 있어 불포화지방산의 산화를 막아주는 것이 좋기 때문이다.

면역을 높여주는 식품들? 또 있다. 발효 음식이다.
몸의 균형을 파괴하는 정제염을 먹지 말라는 이야기를 짜게 먹지 말라는 의미로 해석하여 정제염이 아닌 다른 염까지도 먹지 말라고 확대 해석하지만 않는다면 말이다. 이온 밸런스가 잘 잡혀져 있는 구운 천일염은 중금속이나 농약과도 같은 나쁜 성분을 제거하는 과정을 거쳤기에 몸에 들어와도 균형 파괴가 일어나는 현상을 볼 수 없다. 그리고 발효된 천일염은 발효 과정에서 천일염에 포함된 중금속이나 농약 같은 좋지 않은 성분들의 비중이 현저히 줄어들거나 사라지게 된다. 이것이 발효과학인 것이다. 김치, 된장, 간장, 자연식초, 다양한 젓갈류 등등. 생각만 해도 침이 넘어가지 않는가? 여기에서 주의할 점은 발효음식은 빙초산같이 화학적인 재료가 아닌 자연 재료를 사용하여야 하며 또한 반드시 발효가 끝난 후 먹어야 한다는 것이다. 천일염의 좋지 않은 성분이 제거된 후에 말이다. 신선한 오징어 젓갈의 환상에서 벗어나는 계기가 되기를. 고기? 타조, 유황오리, 제대로 된 추어탕, 삭히되 PH 10미만인 홍어, 고등어 같은 생선류들. 먹을 것이 넘쳐난다.

먹지 말아야 할 것? 그것도 넘쳐난다.
아이러니 하게도 먹지 말아야 할 것은 사람에 의한 것이 대부분이다. 사람이 항생제나 성장촉진제를 넣어 가며 키우는 두 발 달린, 네 발 달린 동물들과 그들의 후예[卵]들. 또한 같은 방식으로 사람이 키우는 물고기, 새우 들. 사람이 첨가제를 넣어가며 만드는 맛있는 대부분의 가공식품들.

일전에 이런 류의 글을 올린 적이 있는 것 같아 중복의 의미 때문에 올리지 않으려 했지만 사망자까지 나오자 사람들이 심각한 패닉의 상태까지 되는 것 같아 다시 올린다. 제발 부탁이지만 외적인 공격을 막아주는 청결한 위생상태 유지와 더불어 내부의 방어기지 구축에 도움이 되는 식단을 가졌으면 한다. 정 안된다면 한 가지만이라도! 양파, 날 양파 한 개와 제 철 과일 하나 씩만이라도 매일 먹었으면 한다. 그래야 그 무섭디 무서운 공포로 다가왔던 SARS[중증 급성 호흡기 증후군=severe acute respiratory syndrome]때도 온 국민이 멀쩡할 정도로 강한 면역력을 보여줬던 우리 국민들이 겨우 감기 증상이나 보일만한 이까짓 '신종 플루'에 떨지 않아도 될 것이기 때문이다.

그 날까지 연습해 보자. 날 양파를 사과처럼 맛있게 아삭 아삭하면서 먹게 될 그 날까지!
동의하는가? 그럼 한 번 외쳐보자. '신종 플루'가 덜덜 떨게 말이다.
자 다 함께 숨을 모아!! '날 양파!'

감기의 일종인 '신종 플루'에 걸렸을 경우에도 일반적인 감기에 걸렸을 때처럼 열이 나는데 이렇게 열이 나는 현상을 '자연의학[自然醫學]'에서는 몸 안에 들어와 있는 바이러스를 태우기 위한 인체의 반응이라고 보고 위험한 수준까지 올라가지 않는 한 그 열을 그대로 두는 방법을 택하고 있다. 이러한 점은 의학적 관점에서 발열 자체를 병으로 보고 해열제를 먹여 강제로 열을 내리는 것과 차이가 있다.

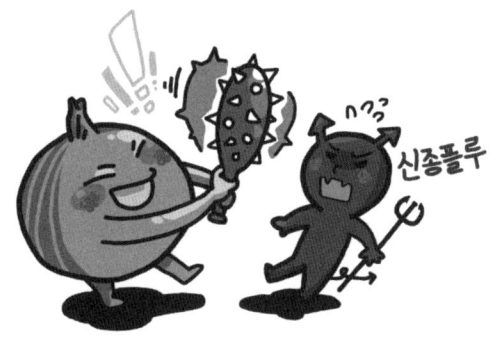

04 자연의학,
고개만 돌려도 보인다,
그리고...

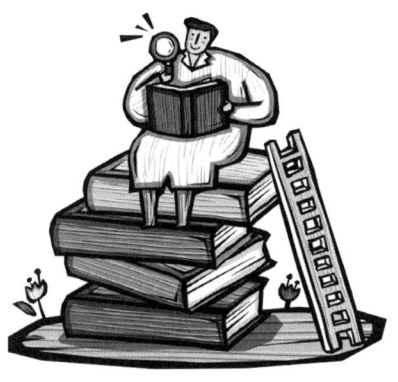

새로운 물질-바이오, 애니킬러, 유황을 포함한 사료 첨가제, 커리

자연의학에서는 일반적으로 생각하지 못하는 여러 다양한 물질들을 접하게 마련이다. 아직 제도권에서 검증하지는 못했기에 그저 재야를 떠돌고는 있지만 보여지는 효과는 가히 환상적이기 때문에 이런 물질들에 관심을 놓을 수는 없는 것이고 실제로 제도권에서 검증 과정을 거쳐 내 놓는 신물질이라는 것이 무릇 이렇게 떠돌던 물질들의 제도권 도입 신고식이라고 보아도 될 것이다. 이런 저런 이유로 동물들 사육에 합성 항생제를 많이 사용하고 있는데 이렇게 사용하는 합성 항생제 대신에 천연 항생제를 사용하면 좋다는 것은 누구나 알고 있다. 소위 말해, 유황이나 셀레늄 족들을 함유하는 물질들이 대표적이다.

커리나 마늘, 양파 등이 대표적인 천연 항생제로 여겨지는데 문제는 가격이 비싸서 사용하기가 어렵다는 것이다. 그런데 이러한 항생제와는 달리 천연 항생제이면서도 가격 경쟁력이 뛰어난 제품들이 자연의학에서는 널려 있다. 단지 그러한 물질들의 효과가 사실이 아니라 의견으로 취급되고 있을 뿐이다. 그렇게 소외당하는 것이 자연의학이 저지른 잘못에 기인한 것이 많아 벌어진 일이기도 하기에 당연한 일인지도 모른다. 워낙 여러 물질들이 그 물질들의 효과에 대한 의견을 사실처럼 과장하여 해 온 답보이기 때문이기도 한 것이다. 하지만 나름 개인적인 검증과 집단의 반응을 통해 어느 정도 '사실로 인정받을 만하다.'고 여겨지는 물질조차 소외당하는 것을 볼 때 참으로 안타깝다는 생각을 지울 수는 없는 것이다.

합성 항생제 없이 가축들을 길러내어 무항생제 인증을 받아 참살이 먹거리로서 소비자들로부터 제법 대우를 받고 있는 현실 속에서도 아직 축산 농가에서는 '양치기 소년'의 거짓말에 진저리를 치고 있는 것이 현실이니. 꽃을 기를 때나, 농사를 지을 때도 무농약으로 기를 수 있으면서도 훨씬 신선한 꽃을, 훨씬 신선하고 많은 농작물을 얻어낼 수 있는데도 말이다. 그래서 어떤 때는 자연의학을 한다고 하면서 이쪽 세상의 이미지를 훼손시키는 사람들을 볼 때마다 참 불편한 마음이 들곤 한다. 의견을 사실처럼 얘기한 자신들의 잘못된 행동으로 인해 사실을 이야기하는 사람들이 고생하고 있기 때문에 말이다. 그래도 언젠가는 자연의학계에서 사실을 이야기하는 분들이 존중받을 날이 올 것이란 믿음에는 변함이 없다.

자연의학[自然醫學], 입증은 사실[Fact]을 근거로 해야!

'맛은 건강입니다.'

아침에 신문을 통해 정보를 보는 재미가 쏠쏠하다. 그래서 아침이 기다려지는 줄도 모르겠다. 어느 날, 여느 때와 다름없이 신문 1면 머리기사를 보면서 얼마나 많은 정보가 있을까? 궁금해 하며 흐뭇해 할 무렵, 간지가 흘러 나왔다. 그곳에 씌여져 있는 내용이었다.

평소 같으면 대강 지나갔을 뿐이었겠지만, 내용이 아주 자극적이어 그만 1면 기사가 나온 신문보다 먼저 들고 말았다.

무슨 말인가? 맛이 건강이라니?
이어지는 문구는 트랜스지방 0%!
기름 한 방울 사용하지 않은 오븐구이 방식으로 후라이드보다 더욱 바삭바삭한 맛과, 영양은 풍부하게, 치킨 고유의 육즙은 살려 담백하고 고소하게. 맛과 건강에 좋은 뉴웰빙 '＊＊＊치킨'

그래 주장은 할 수도 있을게다.
하지만 너무 지나치면 안 되지 않은가 말이다. 어떻게 맛을 건강이라고 할 수가 있는지. 어떤 근거로 맛이 있으면 건강한 음식이라는 얘기를 할 수 있는지. 아무런 근거 없이 광고를 해도 누군가의 반대가 없는 한 그냥 지나가는 게 관행이라지만 주장을 사실처럼 그렇게 얘기하는 건 이제 너무도 질려 질린 느낌도 없을 정도다. 하긴 이런 광고만 그럴까?

근거 없이 얘기하고 주장하는 경우가 허다한 요즈음이다. 아니 요즈음엔 근거가 있는 것처럼 위장하는 경우도 많다. 특히 책과 같이 어느 정도 공적으로 인정하고, 인정받는 곳을 빌어 근거가 있는 것처럼 위장하는 경우 이런 것의 참과 거짓을 일반 사람들이 구별하기란 쉽지 않다. 근거가 없거나 명확하지 않은 주장을 마치 근거가 있는 사실처럼 위장하는 경우 그 내용을 팩트로 받아들일 수밖에 없고 그럴 경우 그 팩트처럼 보이는 허황된 주장을 근거로 다른 주장들이 팩트들로 확대 재생산되어 여기 저기 잘못된 팩트들로 넘쳐나게 된다.

책의 경우 일본 저자들에게서 이런 경향이 두드러진다. (일본 저자들을 무시한다는 것이 아니라 그런 성향을 느꼈다는 것이다. 무시할 생각이 있어서 그런 것은 아니다.) 최근 접했던 책에서도 그런 부분을 접했다. 하루의 흐름 상 아침에는 배설의 기운이 있으므로 식사를 하지 않는 것이 좋다는 내용을 사실로 하기 위해 실험을 했단다. 불치병에 걸렸다고 인정받는 사람들을 모아 높은 산 위로 올라가서 아침 식사를 하지 않게 하면서 가벼운 운동을 시켰더니 불치병의 증상이 많이 호전됐다는 것이다. 그런데, 이러한 사실을 근거로 아침에 식사를 하지 않는 것이 건강에 좋다는 자신의 이론이 맞다고 하는 것이다. 즉 주장이 실험을 통해 사실로 바뀐 것이다. 하지만, 이 얼마나 무리한 결론인가 말이다.

건강해지는 수단을 가지고 사람들의 건강을 찾아 주는 것은 참으로 고마운 일이다. 하지만, 그렇다고 결론에 이르는 과정까지 그냥 인정할 일은 아닌 것이다. 사람들의 건강이 좋아졌다는 사실을 100% 다 인정한다 하더라도 이렇게 좋아진데는 여러 변수들이 존재하는 것이다.

도심을 떠나 산에 올라갔다는 변수.

집단생활을 하면서 평소보다 더 규칙적인 생활을 했을 거란 변수.

아침에 일찍 일어나 운동을 했다는 변수.

아침 식사를 하지 않았다는 변수.

대부분의 경우처럼 자연식을 했다면 역시 그 또한 변수.

직장을 다니고 있었다면 받았을 수도 있을 어려움으로부터 해방됐다는 변수.

대화 또한 긍정의 대화들이 많았을 테니 그 또한 변수.

그 모임을 주관하는 단체로부터 받았을지도 모를 낫는다는 확신 또한 변수.

수맥 차단과 같은 일을 행했다면 그 또한 변수.

풍욕이나 여러 자연 요법들이 사용되었다면 그러한 것들이 모두 변수!

그런데 결론은 한 가지 변수만을 주장에서 사실로 만든 것이다. '실험을 통해 밝혀진 바에 의하면 역시 아침 식사는 하지 않는 것이 도움이 된다.'라는 주장을 사실로 바꾼 것이다. 결론을 내리고 과정을 그 결론에 맞추어가는 것이 얼마나 무서운 결과를 낳는지 우리는 종종 보아 왔다. 더구나 그 주장이 사실로 바뀌어 다른 주장을 사실로 만드는데 사용되면서 문제를 확대 재생산하는 것 또한 겁나는 눈으로 지켜보았다. 자신의 주장을 사실로 만들기 위해 무리하게 만들었던 과정이 사회에 너무나도 큰 영향을 미치는 것이다.

책만 그런가?

내노라 하는 강사들의 강의를 듣자면 어디까지가 주장이고 어디까지가 사실인지 구분하기 어려울 정도로 주장과 사실을 섞어서 강의를 한다는 것을 알 수 있다. 이러한 강의가 자연과 인간의 조화로움에 관한 것이라면 더욱 그렇다.

얼마 전에 들었던 강의에서 나왔던 내용이다.

목이 마르기 전에는 물을 마시지 말라는 거다. 특히 아침 공복에는 절대로 물을 마시지 말라는 거다.

우리가 일반적으로 알고 있는 것과는 사뭇 다른 내용이라 호기심에 귀가 솔깃했다. 그런데 그 근거가 참 어처구니 없었다. 동물들은 갈증이 나야 물을 먹는다는 것이다. 자연에 사는 동물들의 행태를 보면 그렇게 하는 것이 자연을 거스르지 않고 살아가는 것이란 것이다.

의문이 생겼다. 자연에 사는 동물들이 살아가는 방식이 자연의 흐름을 거스르지 않는 것이니 자연에 있는 동물들의 생활 방식처럼 살아가는 것이 순리라고? 그런데 바로 또 어처구니 없는 일이 생겼다. 물과 음식이 섞이지 않는 것이 좋다는 '음식으로 하는 음양감식'이 소개된 것이다.

거부감이 생겼다. 자연에 사는 동물들처럼 살아가라고 하면서 자연에 있는 동물들은 하지 않는 방법을 사용하라고? 동물들이 '음식으로 하는 음양감식'을 하는 경우를 보지 못했다. 그러니 앞, 뒤가 맞지 않는 것이다. 필요에 따라 인용을 하니 그런 모순이 생기는 것이다. 그런데도 그러한 과정을 거쳐 하나의 잘못된 사실을 만들어내고 그러한 사실을 바탕으로 또 다른 잘못된 사실들이 만들어지는 것이다.

이 얼마나 무서운 일인가? 아침 공복에 신선한 물을 많이 공급해 주어 피를 맑게 해 주고 그래야 뇌졸중같은 현상도 예방할 수 있다는 절대적인 사실을 부정하는 근거가 단순히 동물들의 삶을 관찰하여 얻은 결론이라니. 갈증이 나면 이미 세포에는 가뭄으로 기근이 내리기에 미리미리 충분히 섭취하라는 사실을 부정해서 나타날 수도 있는 결과에 대한 책임은 어찌 하려고 그런 내용을 그렇게 자신있게 이야기하는지.

그런데 그 강의를 하신 분이 강의의 바탕이 되었던 책을 인용했었는데 그 책이 하필 그 책이었으니. '아침 식사를 하지 않아야 건강해진다.'는 결론을 사실로 입증하기 위해 무리수를 두었던 그 책 말이다. 아침 식사를 덜 하거나 가볍게 하는 것이 건강에 좋다는 것에 전적으로 동의하는 나조차도 이렇게 무리스러운 진행에 불편함을 느끼는 것을 보면 이런 자연의학에 익숙하지 않은 분들은 얼마나 불편한 혼돈 속에 계실까 싶은 생각에 오히려 대신 미안하기까지도 하다.

얼마 전 '행복한 올림픽'이 끝났다.
여러 이야기들이 흥미를 끌었지만 그 중 하나가 유난히 눈길을 끌었다.
수영황제 '펠프스의 식단'
12,000칼로리! 숫자 상으로는 감이 없었는데 지금 먹고 있는 양의 6배를 먹어야 섭취할 수 있는 양이란 말에 기가 막혔다. 6공기의 밥? 6그릇의 국? 고등어 6마리? 김치 1/4 포기쯤? 우아~~~~
도대체 얼마나 먹어야 되는 거야? 영국의 모 일간지 기자가 많이 궁금했었나 보다. 그 식단에 도전하는 장면이 동영상으로 돌았다. 먹다가 먹다가 허탈해 하는 웃음이 압권이었다. 어지간히도 많기는 많아 보였다. 하긴 뉴요커들이 먹는 음식 중 어떤 파스타는 3,000칼로리도 넘는다니 굳이 펠프스만 그럴 거란 생각은 아니다. 그래도 그렇게 먹고도 펠프스는 체지방을 4.0%로 유지한단다. 얄밉

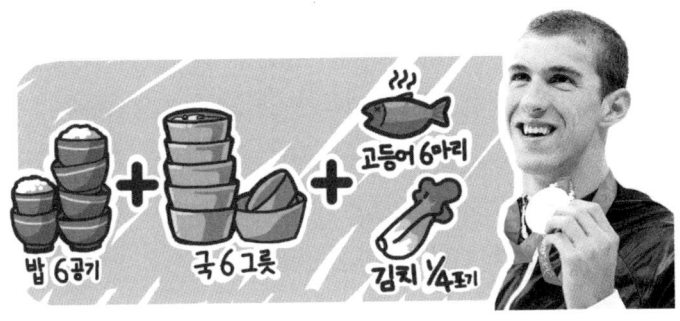

지만 그래도 하루 6km씩 두 번, 12km이나 수영을 한다니 용서가 된다. 한 번에 5,000칼로리씩 두 번을 소모한다니 말이다.

우리 한 번 이러한 광고를 볼 수도 있을 거란 생각이 든다. '펠프스의 식단'을 좌~악 펼쳐 놓고 4% 체지방을 유지하는 사람이 나와서 "이렇게 먹으면 저처럼 됩니다."
하루에 12km씩 수영을 해야 한다는 얘기는 쏙 빼 놓고 말이다. 이 얼마나 무섭고 끔찍한 얘기인가!

자연의학자들이 범하는 방법상의 오류 때문에 그 자연의학자들이 가지고 있는 전체가 매도되는 경우가 많이 있어 안타까운 마음에 올리는 글이다. 어떤 경우이든 결과에 대해서는 주장이 아닌 사실을 이야기하되 그 사실을 과학적인 과정 다시 한 번, 과학적인 과정을 통해 입증하든지 그럴 수 없으면 차라리 과정을 입증하지는 못했다고 밝혀야 결과인 사실 마저 부인되는 불행을 피할 수 있는 것인데 그렇지 못해 사실적 결과마저 매도당하는 경우가 많아서 말이다.

음양감식법, 기준에 따라 다르다!

'도대체 누구 말을 들어야 할지 모르겠어!
 언제는 어떤 사람이 방송에 나와 아침에 일어나자마자 물을 충분히 먹어 건조해진 몸에 부족해진 수분을 보충해 주어야 건강을 유지할 수 있다고 하더니만 또 언제는 다른 사람이 나와 해가 떠 있는 동안에는 물을 되도록 적게 섭취하는 것이 건강에 좋으니 아침에 일어나 갈증이 나더라도 목을 적실 정도의 물만 마시고 해가 진 후에 충분히 마시는 것이 건강에 좋다고 하니 말이야.'

종종 듣는 얘기다.

그래도 방송에 나와 건강에 관해 얘기를 할 정도면 해당 학계에서 어느 정도 인정을 받는 분이 얘기하는 것이기에 상반된 얘기를 듣는 보통 사람의 입장에서 보면 불만이 있을 법한 것이다. 정말로 어느 것이 맞는 말인지. 어떤 말을 따르더라도 의지가 필요한 법인데 이렇게 의지를 가지고 하는 행동이 반대쪽의 의견에 의하면 오히려 건강에 해롭다는 것이니 도대체 누구 말이 맞아 그 말대로 따라야 하는지 항의 할 법도 한 것이다.

10년도 훨씬 전의 일이다.

산부인과를 운영하는 친구를 만나 이런 저런 이야기를 하는데 이 친구가 알 수 없는 이야기를 하는 거다. '어느 비디오 테잎을 봤는데 거기에서 나온 대로만 하면 못 고치는 병이 없다는군.' 살면서 이런 저런 별스런 얘기들을 들었던 터라 이번에도 그저 그런 것이려니 여기고 싶었지만 내용이 워낙 대단한 것이었고 거기에 이 얘기를 전하는 친구가 바로 산부인과 의사라는 점이 호기심에 불을 질렀다. 건강을 다루는 의료라는 직업에 종사하는 의료인들은 속성상 안전이 무엇보다 중요하기에 그 어떤 대단한 이론이 나와도 안전이 입증되기 전에는 웬만하면 그 이론을 자신의 진료에 사용하지 않는 법이다. 이러한 속성이 몸에 배어 의사들은 생활할 때도 거의 그렇게 살아가는 것인데. 이런 속성을 가진 의사가 건강에 관한 이론을 전한다는 것이, 그것도 의사의 속성상 거의 사용하지 않는 '못 고치는 병이 없다.'라는 말까지 사용하여 전하는 것이 결코 예사롭지 않아 결국 그 친구를 닦달하여 그 비디오 테잎을 손에 넣게 되었다. 몇 개월에 걸쳐 닦달하여 얻어낸 테잎을 넣고 비디오를 보았는데 얼마나 돌려가며 보았는지 그 비디오 테잎은 비가 엄청 내리는 상태라 화면도 엉망이고 내용도 잘 들리지 않았다. 결국 그 테잎을 10여 번 본 후에 그 친구를 다시 만나 듣게 된 비디오 내용 통역(?)을 통해서야 대강 내용을 짐작하게 되었다.

그 말이 바로 그 말이었다.
해가 떠서 해의 기운인 양(陽)의 기운이 많을 때에는 음(陰)의 기운을 가진 물을 섭취하지 않는 것이 좋으니 해가 떠 있는 동안에는 물의 섭취를 줄이고 해가 떨어진

저녁부터 다음 날 해 뜨기 전까지 하루에 필요한 충분한 양의 물을 섭취하라는 것이다. 나중에 알았지만 이러한 방법은 이미 알려지고 있었고 그러한 방법을 '음양감식'이라고 하며 이러한 '음양감식'의 방법도 여러 종류가 있다는 것이었다.

어쨌든!
말이 쉽지 그게 어디 실행할 법한 일인가? 일출 이전에 일어나서 물을 마신다고? 정상적으로 잠을 자도 잘 일어나지 못할 판인데 하물며 전날 술이라도 마셨다면 더더욱 일찍 일어나지 못할 뿐더러 밤새도록 진행된 탈수로 인해 그 갈증 또한 가히 공포에 가까울 정도로 끔찍할 텐데 그것을 어찌 저녁 때까지 참을 수 있단 말인가? 그리고 식사를 마친 후 물을 마시는, 그것도 보통 1-2컵이나 해당되는 큰 양을, 대접과 같은 큰 용기로 물을 담아 먹는 습관을 가진 우리들이 아니던가 말이다. 그런데 그것을 참아야지만 된다고? 어찌 보면 지금까지 살아온 방식과 다른 방식으로 살아가란 것인데, 전혀 다른 방식으로 살아가란 것인데 말이다! 하지만, 단 하루도 하기 힘들어 보이는 그 방법을, 그 방법대로 살아 보기로 했다. 도저히 그 호기심과 기대를 거역할 수 없었기에 말이다.

정말로 고통스러운 6개월이었다.

전날 마신 술 때문에 느즈막히 일어난 날, 물 반 컵 정도만 가지고 갈라진 것 같은 목구멍 속의 아우성, 갈증을 달래면서 저녁까지 버틴다는 것은 그 어느 것과도 비교할 수 없는 고통인 것이다. 밥을 먹은 후 타오르는 갈증을 한 숟가락, 단 한 숟가락의 물로 달래는 그 어려움이란! 그래도 칼을 뽑았는데 뭐라도 베야지 싶어 6개월을 버텼다. 하지만, 6개월 쯤 지난 어느 날 '도대체 내가 뭘 하는 거지?'라는 생각이 들면서 포기하고야 말았다. '사람이 할 짓이 아니다!' 라는 생각을 하면서 말이다.

6개월 만에 포기했던 '음양감식'(陰陽鑑識)

그런데, 이 방법으로 인해서인지 몸에 놀랄만한 변화가 생겼다. 작은 변화에도 아주 예민하게 반응하던 대장(大腸), 그래서 설사를 자주 하고 변비도 잦았던 현상이 많이 줄어든 것이다. 그것은 아주 놀랄만한 변화였다. 십 년 이상을 고생했던 현상이었는데 말이다. 진료 중에도 부지런히 화장실에 뛰어가곤 했던 그런 현상들이 눈에 띌 만큼 사라진 것이다. '원장님, 요즘엔 화장실 자주 안 가시네요!' 라고 간호사들이 말할 정도였으니.

갈등이 생겼다.
'힘들었지만 단숨에 생활의 불편함을 개선해 주는 '음양감식', 그 방법을 계속해 볼까?' 그 방법을 계속하면 집안 내력 때문에 종종 고민하던 '뇌졸중' 이나 '뇌출혈'로부터 자유로워질 수 있을 것도 같았기 때문이다. 그 고민으로부터 해방될 수만 있다면! 하지만, 지난 6개월을 생각하니 엄두가 나지 않는다. 효과를 생각하면 하고 싶고 과정을 생각하면 엄두가 나지 않고. 갈등의 시간이 흐르던 어느 날 문득, '효과는 조금 떨어져도 덜 힘든 방법이 있으면 좋을 텐데!'라는 생각이 들었다. 그러면서 찾기 시작했다. 그리고 찾았다. 그것은 하루 낮, 밤을 기준으로 진행하는 '음양감식'과 달리 섭취하는 음식물을 기준으로 진행하는 '음양감식'이었다.
양(陽)의 성질을 가진 음식물과 음(陰)의 성질을 가진 물을 섞어서 섭취하지 않는 방법인데 효과는 하루를 기준으로 할 때보다야 덜 하지만 이 정도는 참을 수 있을 것 같았다. 물을 마시면 그 물이 위장을 통과한 후 음식물이 도착할 수 있도록 하는 것이고 음식물을 먹으면 그 음식물이 위장을 통과한 후 물을 마시면 되는 것이다. 물이야 금방 통과하니 30여 분의 시간이면 될 것이고 음식물이야 늦어도 90~120분이면 통과하는 것이니 갈증을 참는 시간이 짧아서 할 만한 것이다.

다만 국에 있는 물도 먹지 말라고 가르침을 받았지만 그것은 국이나 찌개의 국물을 즐기는 나로서는 도저히 안 될 것도 같았고, 다른 사람들과 식사할 때도 눈치를 받을 것 같아(생각해 보라, 건더기만 먹는 사람을 호의적으로 볼 사람이 얼마나 있을 것인가?) 그 부분은 빼고 하기로 했다. 비록 효과가 떨어져도 부분적 '음양감식'을 하는 것이다.

결론부터 얘기하자면 이 방법도 상당히 위와 장을 편하게 해 주었다. 효과야 빠르고 강하게 나타나지는 않았지만 어느 정도의 효과라도 보게 된 것이다. 그러니, 아침에 일어나 물을 마시지 말라는 이야기도, 아침에 일어나

물을 마시라는 이야기도 맞는 것이다. 다른 기준을 바탕으로 다른 이야기를 하는 것이기 때문이다. 하루를 기준으로 하는 '음양감식'대로라면 아침에 물을 마시지 말아야 하고 음식물을 기준으로 하는 '음양감식'대로라면 식사와 간격을 둔 경우 아침에 충분히 물을 먹어도 되는 것이다.

종종 낯선 정보를 받아들일 때는 늘 기억해야 할 일이 있다.
그것은 그 정보의 근거까지 함께 받아들여야 한다는 것이다. 근거를 모른 채 내용만 받아들이면 이 정보, 저 정보에 휘둘리게 되기 때문이다. 그러니, 정보의 근거를, 기준을 알아야 한다. 그리고 정해야 한다. 그 정보를 대하는 내 기준을 말이다. 그래야 가치관이 흔들리지 않고 살아갈 수 있기 때문이다. 'Why?'하는 습관, 괜히 필요한 게 아닌 것이다. 그러니 정보를 들을 때마다 해 보자.
'Why?'

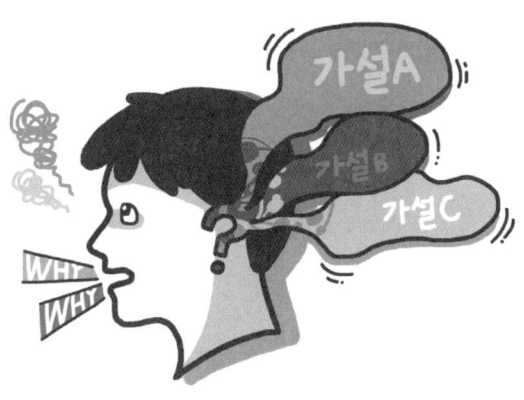

마음의 자연의학[自然醫學], 기질!

몇 년 전 어느 사람을 만난 적이 있었다.

자의 반, 타의 반에 의해 시작된 자연의학[自然醫學]에 꾸준히 관심을 가지고 있다 보니 일반적인 방법으로는 도저히 가능성이 없다는 판정을 받은 분들을 자주 만나게 되는데 그때도 그랬었다. 두 마디 이상의 어휘 구사를 하지 못하는 분의 가족들이 그 환자와 함께 정신과를 전전하다가 그만 자포자기한 상태에서 주위 사람들이 '어차피 포기한 거, 한번 만나나 봐라.'라는 권유에 나를 만나게 된 것이다. 그 환자를 소개한 분과 함께 카페에서 만난 그 환자는 정말로 두 마디 이상의 어휘 구사를 하지 못했다. 눈에는, 표정에는 말을 하고 싶다는 열망이 강렬한데도 말이다.

기질[氣質, temperament]이라는 것에 대해 전문가로부터 강의를 들은 적이 있었다.

그때 깨달은 것이 있었다. 기질[氣質]과 성격이 다르다는 것을 말이다. '기질은 태어나면서 가지게 되는 본질을 의미하며, 성격은 그 기질이 주위 환경에 영향을 받아 형성된 현재의 상태를 의미한다.'는 것이다. 그리고 또 머리를 흔들 정도로 충격적인 사실을 깨닫게 되었다. 기질[氣質], 먼저 네이버 백과사전에 소개된 내용을 살펴보면!

기질 [氣質, temperament]

1. 요약
감정적인 경향이나 반응에 관계되는 성격의 한 측면.

2. 본문
일반적으로 성격의 유전적·생물학적 기반을 말하며, 특히 생화학적 변화와 신진대사에 관한 측면을 가리킨다. 이 말은 성격과 거의 같은 의미로 쓰이는 경우가 있으나, 인격의 의지적 측면을 성격, 감정적 측면을 기질로 구별하여 쓸 때도 있다.

히포크라테스는 기질을 담즙질(膽汁質)·흑담즙질(黑膽汁質)·다혈질(多血質)·점액질(粘液質)의 4가지로 분류하였다. 담즙질은 급하고 화를 잘 내며 적극적이고 의지가 강하다. 흑담즙질은 우울질이라고도 하며 신중하고 소극적이며 말이 없고 상처받기 쉬운 비관적인 기질이다. 다혈질은 쾌활하고 밝으며 순응적·타협적이며 기분이 변하기 쉽다. 또 점액질은 냉정하며 근면하고 감정의 동요와 변화가 적고 무표정하며 끈기가 있다. 이것은 실증적 근거가 있는 것은 아니다. 그러나 이 분류는 근대 내분비학(內分泌學)에 바탕을 둔 기질연구로 이어진다고 한다.

백과사전을 볼 때나 기질 전문가로부터 강의를 들을 때나 불만이 있었다.
다혈질? 담즙질? 우울질? 점액질?

이 용어가 맘에 들지 않는 것이다. 어쩐지 좀 끈적거리는 느낌이 들지 않는가? 그러한 생각을 가진 사람이 나 하나만은 아닐 터, 용어를 수소문하다가 멋진 용어로 전환된 것을 발견했다.

바람의 기질! 불의 기질! 흙의 기질! 물의 기질!

의미를 아주 잘 반영하면서도 세상을 구성하는 기본 요소인 용어들 또한 얼마나 멋진지.

▶ 바람의 기질, 다혈질

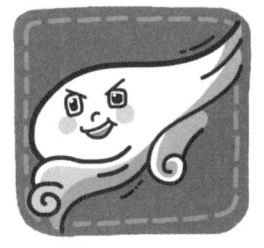

형체는 없어 보이면서도 온 세상 것에 호기심을 보이는 바람의 기질. 재치가 넘치는, 호기심 많은 개구쟁이가 연상되는가? 다만 호기심 많은 개구쟁이는 눈앞에서 날아가는 잠자리를 쫓다가 그만 논두렁에 빠지고, 개울에 빠져 주위 사람들의 걱정 어린 시선을 받곤 한다. 한마디로 다혈질이라는 바람의 기질은 덤벙거리지만 재치있는 개구쟁이와도 같다. 정리정돈이 잘된 방을 가진 개그맨을 본 적이 드물지 않은가? 이 기질은 호기심에 빠져 흙의 기질에 필수적인 정리

정돈이란 것을 모르는 단점을 가진 것이 특징인 것이다. 이 기질을 가진 사람의 주위에는 늘 사람들이 몰려 있다. 얼마나 말을 잘하고 재치가 있는지 다른 사람들의 이목을 한 몸에 받으니 말이다.

▶ 불의 기질, 담즙질

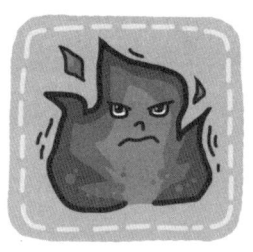

기꺼이 결정을 내리고 그 결정에 대해 책임을 지는 기질로서 단점이라면 자신의 결정에 집착에 가까운 확신을 가진다는 점이다. 조직을 이끌어가야 하는 사람들이 가지면 좋은 기질인데 고집스러운 면만 보완하면 조직으로부터 환영을 받아 그 조직을 잘 이끌어갈 수 있다. 만일 고집스러운 면을 보완하지 못하면 '일은 잘하지만 정이 가지 않는' 리더로 여겨져 사람들로부터 따돌림을 당할 수도 있는 것이다.

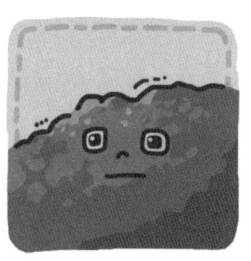

▶ 흙의 기질, 우울질.

이 기질은 철두철미한 기질로

서 바람의 기질과는 정반대의 양상을 보인다. 일을 맡으면 '만약' 이라는 면에 대해 모든 대응책을 세운 후 실행에 옮긴다. 가령 이 기질의 경우, 단체여행 시 총무를 맡기면 온갖 '만일'의 상황까지 대비하며, 경비 소요에 있어 1원까지 정확하게 산출해 낼 정도로 완벽하게 일을 처리한다. 단점이라면 사실 위주의 일처리 습관으로 창의성이 떨어진다는 것이다. 바람의 기질이 '의견[opinion]' 위주로 뛰어난 창의성을 보이는 반면 흙의 기질은 '사실[fact]' 위주로 완벽한 상황 구성을 해 내는 것이다. 사실 위주로 완벽함을 추구하기에 얼굴 또한 사실에 가깝다. 한 마디로 표정의 변화가 적은 것이다. 완벽한 준비를 하지만 실행에 옮기는 경우가 많지 않기도 하다.

▶ 물의 기질, 점액질.

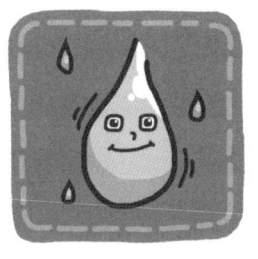

 자신보다 상대방에 대한 배려가 많아서 어떤 경우에는 그 자신의 생각이 있는지 조차 모를 수도 있다. 불의 기질과는 정반대의 양태를 보여 결정을 미루곤 하며 심한 경우 어떤 모임에서

자신이 내린 결정이 받아들여지는 것조차 겁을 내어 의견 제시를 꺼릴 정도이다. 하지만, 한 번 내린 결정은 불의 기질보다 더 강한 지속성을 가지기에 이런 기질을 가진 분들은 가까이 지내는 사람은 적지만 그 관계 유지는 아주 오래 간다고 알려져 있다.

기질!
한 번 연상을 해 보자. 어떤 사람이 각각의 기질을 가진 사람에게 물건을 주면서 이대로 들고 있지 않으면 폭발할 것이니 잘 들고 있으라고 했다고 쳐 보자. 바람의 기질을 가진 사람은 '어? 이게 뭔데 잘 들고 있지 않으면 폭발한다고 하지?'라는 의문과 호기심에 내내 그 물건을 이리 저리 살펴볼 것이다. 반면 불의 기질을 가진 사람은 '네가 뭔데 나보고 이걸 들고 있어라 말라 난리야' 하면서 자신의 결정권이 침해된 것에 대해 불만을 나타낼 것이다. 흙의 기질을 가진 사람은 그 물건을 준 사람이 돌아서기 전에 물을 것이다. '이 물건을 어느 각도로 들고 있어야 하며 이동 허용치는 어느 정도인지, 그리고 당신은 언제 다시 와서 이 물건을 가지고 갈 것인지?'라고 말이다. 물의 기질을 가진 사람은? 그냥 듣고 있다. 속으로는 온갖 생각을 하면서도 말이다. 연상이 되는가? 이러한 기질은 서로 조금씩은 섞여있게 마련이어서 가장 많이 가진 기질을 주 기질, 그 다음으로 많은 기질을 부 기질로 부르고 있다.

자 다시 환자로 돌아가 보자.
20대 후반인 그 환자는 전형적인 바람의 기질이었다. 다재다능하면서도 달변이라 주위에 사람이 늘 몰리는 그런 기질. 하지만, 준비성이 없이 말을 하는 기질이라 어떤 경우에는 말이 엉기기도 하는. 또 학교 등교 시간을 포함해 약속 시간에 늦는 것은 일쑤이고 방안은 늘 폭탄을 맞은 듯하며 물건 관리에 소홀해 자주 잃어버리는데 있어 가히 다른 기질의 추종을 불허하는 그런 기질을 가진 환자였다. 반면 이 환자의 부모님은 주된 기질이 흙의 기질이었는데 거기에 부차적인 기질이 불의 기질이었던 것이 이 환자에게는 불행의 시작이었던 것이다. 완벽을 추구하는 흙의 기질과 자신의 결정대로 일이 진행되기를 바라는 불의 기질을 가진 부모에게는 아들에게 준비성과 완벽성의 미덕에 대해 얘기하고 실행하기를 바랐을 것이다. 이것이 자유분방한 아들에게는 강한 압력으로 작용한 것이고 그에 따라 잘못을 지적받지 않기 위해 아예 행동 자체를 자제했던 것이다. 재치 있고 상상력을 자극했던 자유분방한 이야기는 '기, 승, 전, 결', '누가, 언제, 어디서, 무엇을, 어떻게'로 정리해서 얘기하라며 아들을 가르치려는 부모님의 지적을 피하기 위해 환자의 내부로 숨어버린 것이다.

이 얼마나 무서운 얘기인가?
재치 있고 다재다능하지만 허점투성이인 바람의 기질! 허점투성이지만 재치 있고 다재다능한 바람의 기질! 어느 면을 주로 보았느냐에 따라 인생이 달라지는 것이다. 장점을 키워주고 단점을 보완했으면 사회에서 주목을 받았을 그 환자는 단점을 지적하고 그 단점 보완을 원하는 기질에 의해 사회에서 문제를 가진 사람으로 전락한 것이다.
'저도 얘기를 하고 싶어요. 하고 싶은 얘기가 머리와 가슴에 넘쳐나는데 그 얘기가 입 밖으로 나오지를 않아요.' 단 두 마디 밖에 표현을 하지 못하는 그 환자와의 2시간여 만남을 통해 얻은 그 환자의 마음에 담겨 있는 현실이었다. 정신과 질환을 가진 환자들이 먹는 약을 10여년간 복용한 바로 그 환자의 현실이었던 것이다.

기질! 그 공부를 통해 가장 크게 얻은 것이 있다면 '바람의 기질 그 자체인 딸'을 이해했다는 것이다. 등교 시간에 헐레벌떡 들어가는, 그러면서도 무언가 잊고 간 것이 있어 가져다 주어야 하는 딸을 이해한 것이다. 폭탄 맞은 딸의 방을 보고 그러려니 하는 마음의 안정을 가질 수 있었던 것이다. 이벤트를 급하게 쫓기듯 추진하면서도 놀랍도록 멋지고 훌륭하게 치루어내는 딸의 장점을 생각하면서 단점들을 작게 보는 것이다. 물론 그 단점에 대한 보완을 조금씩 하는 노력을 게을리 하지는 않고 있다.

기질! 가족과 가까운 사람들을 위해서라도 이해가 필요한 '마음의 자연의학[自然醫學]'인 것이다.

며칠 전 강원도에 갔다가 뜰에 핀 '보랏빛 들국화'를 보았다. 가장 좋아하는 꽃이다. 그 꽃을 보면서 아기처럼 좋아하는 나를 보고 함께 있던 사람들이 의아해 한다. 힘든 세상을 50년이나 살아 온 사람이 아직도 꽃 같은 것을 보고 좋아할만한 마음의 여유가 있느냐면서 말이다. 하지만 어쩌랴! 나는 지도만 봐도 상상력에 의한 여행을 하며 좋아하는 기질인 것을. 자연에 널려있는 아름다움을 보면 어쩔 줄 모르며 기뻐하고 그 기쁨을 감추지 못하는, 우리 딸이 가지고 있는 바로 '바람의 기질'인 것을 말이다. 정리 정돈이라는 말을 들으면 가슴이 답답해지는 바로 그 '바람의 기질' 말이다.

이천 구년 오월의 예쁜 여행 이야기!

5월에 가까운 분들과 함께 예쁜, 참으로 예쁜 여행을 했다. 그 분들의 공통된 여행 후일담이 '이번 여행은 두고두고 잊지 못할 거예요.'라고 할 정도였으니 꽤나 예뻤던 여행이었다.

오랜만의 네비게이션 사용인지라 미숙함이 도를 넘어 1시간 거리를 거의 3시간에 이를 정도로 헤매고 헤매다 겨우 찾아간 분당 후배 아파트. 이번 여행에 함께 할 팀들이 고개를 빼다 못해 타조가 되어 있었을 정도였으니... 덕분에 다들 목이 길어졌다는 후문이~~~ ^^ 차는 10년 가까이 되었어도 단지 9인승이라는 이유 하나만으로 내 차를 이번 여행용 차량으로 선택하였기에 (가장 좋은 것은 6명이상이 탑승할 경우 고속도로에서 버스전용차선으로 주행할 수 있다는 것!!) 후배가 함께 운영하는 천안의 추어탕 식당(엄밀히 말하자면 추어탕이 주종이고 민물매운탕이 별미로 함께 제공되는)에 공급할 배추를 싣고 떠나게 되었다.

배추!
금배추! 란 말이 돌 정도로 어마어마하게 가격이 올라 농산물 가격 결정에 있어 기관투자가 역할을 하는 농협 하나로마트에서 가격 폭등을 막기 위해 물량을 푸는 그 기회를 후배가 잡아 천안 추어탕 식당에서 필요한 배추를 여행을 하는 분들과 함께 실어 나르게 된 것이었다. 참 행복한 시간! 세상에! 배추와 함께 하는 그 시간이 그렇게도 행복할 줄이야. 농약에 절어 있을 그 배추가 그래도 농약이 가지고 있는 살(殺)의 기운을 이겨내면서 뿜어내는 그 푸르디 푸른 기운과 함께 하는 시간이라니.

내려가는 여행 내내 혼자 운전을 하였다.

참고로 올라오는 여행 내내 나는 잠을 자고 있었다. 초반에 힘이 들더라도 한 번 힘차게 밀어붙인 후 후반에 쉬는 것을 좋아하기에 첫날 1차 여행 목적지인 경남 양산 통도사 근처에 있는 도예촌까지 혼자 운전하면서 내려가고 다음 날에는 휴식을 취하려는 것이다. 우리는 그렇게 내려갔다. 서울에서 후배가 있는 분당까지 거의 3시간 가까이 걸렸던 시간에 비하면 훨씬 저렴한 시간에 천안에 있는 후배 식당에 들렀다. 거기에서 잠시 거나한 식사를 하고 그 식당 주인님(?)의 며느리를 여행에 참가(그 며느리가 있어야 고속도로 전용차선으로 주행할 수 있는 탑승인원 6명을 채울 수 있기에 함께 하자고 했다는 의도를 굳이 밝히지 않았음. ^^)시켜 함께 떠나게 되었다.

고고!

떠나면서 외쳤던 함성들이다. 하지만 그 함성들은 이내 잦아들었다. 결국 다들 잤으니 말이다. 청원을 거쳐 상주로 해서 양산까지. 우기고 우겨 끝까지 혼자 운전하여 내려갔다.

도착한 시간, 아니 절기라고 해야 하나? 아무튼 밤! 밤 밤밤!! 우리나라에서 다섯 손가락 안에 꼽힌다는 도예가 선생님께서 친히 마중을 나와 주신다.

이것 참, 이런 영광이.
선생님께 일행들 소개가 잠깐. 즉시 주(主=酒)행사의 기쁨과 함께 했으니. 그 선생님께서 100cm 도 넘는 돌판에 삼겹살을 주욱 뿌리시고는 삼겹살이 익을 무렵 다시 추가 삼겹살과 더불어 쭈구미도 뿌리시듯이 올려 다들 감탄하는 기쁨을 선사하셨다. 그저 감사!! 원래 고기나 해물을 구울 때는 올린다는 표현을 할 정도로 하나씩 하는 게 정석인데 그 선생님은 돌판에 그냥 좌~~악 뿌리는 거다. 참...잘 먹었다. 오래된 김치하며 내공이 범상치 않은 찬거리들. 모두들 감탄을 하는 동안 나는 그저 술에 몰두하였다. 매미 애벌레라고 알려져 있는 굼뱅이. 그것으로 담은 술이 있기에 소주의 뒷마무리로 그 술을 마셨는데 뒷 기억이 없다.

아침에 눈을 뜨니 해장국이 청아하다. 그 섬세한 배려

라니! 하지만, 사실 그 도예촌에서는 아침 경치가 해장이다. 경치야 말할 나위가 없고 그 경치의 구성인 산과 나무, 그리고 흙에서 뿜어 나오는 기운은 기운을 감지할 수 있는 인체의 부분들을 마비시키기 일쑤이니 말이다.

아침 해장술에 정신이 몽롱해 있는데 우리 팀원들을 소집하신다. 다들 모이라는 지시(?)다. 처음에는 애기 같은 아가씨만 봐 주신다더니 점점 신이 나셨나보다. 결국 다 했다, 부항 말이다. 술김에 웃통까지 벗고 부항을 떴는데 이상하게도 가장 나쁜 건 나였다. 이번 참살이 여행을 주관할 정도로 그 방면에 관심도 많고 일상 습관도 나쁘지 않다고 자부했건만, 결과를 무시할 수는 없기에, 겸허히 받아 들여야만 했다. 그렇게 끈끈하고 거품 나는 핏 덩어리가 부항기를 통해 나오는 케이스는 일행 중 내가 일등이었으니 말이다. 선친께서 뇌졸중으로 고생하셨기에 유난히 조심을 하던 터였는데 그래도 그런 결과가 나온 것을 보고 더욱 조심해야겠다는 생각이 든다. 술을 줄이지 않고 뇌졸중 위험을 줄이는 방법이 있으면 좋겠는데 과연? 술을 줄이지 않고 뇌졸중 위험을 줄이는 방법을 찾느라 스트레스가 가중되면 뇌졸중 위험이 더 올라갈 텐데? 술을 줄이려고 술을 참는 스트레스가 올라가면???
에구~

선생님의 배웅을 뒤로 하고 북으로 간다. 오늘은 내가 운전 free! 경유지는 경북에 있는 모 농장! 산 중턱에 있는 그 농장에서는 유황을 먹인 오리가 수 백 마리씩 자라고 있다. 인산 김 일훈 선생님의 제자라는 부부(그 분들에게 물어 들은 그 분들의 의견)들이 키워내는 방식이라 그런지 역시 예사롭지 않았다. 몇 년 전부터 졸랐었다. 그 분들은 오리에게 유황을 먹여 키우는데 모두 약용인거다. 그러니 운이 좋은 어떤 놈들은 10년 가까이 된 놈들도 있을 수 있다. 유황을 10년 먹이면? 이건 영물이다. 하지만 약용 오리는 약용으로 먹어야 한다. 값이 약값이라는 거다. 식품 값으로는 어림없다는 거다.

그래서 계속 요구한 거다. 이곳에서 식품용 오리를 식품용 비용으로 먹을 수 있도록 키워 공급해 달라고 말이다. 음양오행에서 극음인 오리에게 극양인 유황을 먹이면 속된 말로 '인삼이 홍삼이 되는 것'이다. 인삼은 맞는 사람이 있기도 하고 맞지 않는 사람이 있기도 하지만 인삼의 발효 식품인 홍삼은 모든 사람에게 잘 맞는 것처럼 극한 음기의 성질을 가진 오리는 맞지 않는 사람이 있기도 하지만 유황을 먹이면 모든 사람에게 맞게 되는 것이다. 그래서 식품으로 오리를 키워달라고 사정을 했는데 그 분은 판로 걱정으로 망설이시는 것이었다. 아무리 자신이 자연의학을 공부하고 몸소 실천하고 있지만 그 일을 계속하기 위해서는 현실적으로 자금의 흐름이 필요한데 '공연히 식용오리를 위해 자금을 투입했다가 회전이 되지 않았을 때 그 여파로 현재의 약용오리 사업 운영까지 영향을 받으면 어떻게 하겠느냐?' 하는 우려였다.

어렵사리 찾아간 오리농장이었다.

산을 오르고 올라 몸이 뒤로 젖혀질 만큼 경사가 가팔라서 9인승 자동차가 비명을 지를 무렵 오리들이 보였다. 농장보다 먼저 보인다, 오리들 말이다. 그 오리들은 그 산이 자신들의 거처인양 여기 저기 돌아다닌다. 매 번 갈 때마다 느낀 거다. 갈 때마다 오리들은 찻길에서도 뭔가를 찾고 있었다. 그게 오리들 길이었나? 오리들 길이었는데 차가 간 건가? 아무튼 오리들이 산 중턱에서 떼를 지어 여기 저기 돌아다니고 있는 거다. 일행들이 모두들 놀란다. 집 마당에서 키워도 자연산이라고 귀하게 여기는데 이건 산으로 산으로 떼를 지어 다니는 것들이니 이 얼마나 귀한 먹거리인가 말이다. 그곳에 도착하니 약용오리로 백숙을 해 놓고 기다리고 계셨다. 그 귀한 약용오리로 식사를 할 수 있다니. 오리를 먹으면서 선생님 말씀을 듣는다. 방에서 나와 주위를 둘러보며 또 듣는다.

황토방에서 약용오리 백숙을 먹으며 좋은 말씀 듣고 산 중턱 농장으로 나와 시내를 내리 바라보며 또 듣는 것이다. 모과나무 아래에서 듣기도 하고 버섯들이 자생하는 곁에서 듣기고 하고 오리 우리-오리 냄새가 거의 나지 않는다. 신기하게도 말이다. 아무튼 유황의 위력을 새삼 느낀다-에서 듣기도 한다. 군데 군데 오리들이 낳아 놓은 알을 들고 오시며 또 말씀해 주신다. 그 맑고 고운 곳에서 찌를 듯한 자연의 기운을 받으며 자라는 산중 유황오리를 먹을 수 있다니. 드디어 조르고 졸라서 식용으로 길러주시겠다는 약속을 받아 내었다. 으하하하!! 대신 숙제가 생겼다. 오리를 못 팔아서 적체가 되면 오리가 비 이상적으로 커지는 거다. 그래서 열심히 팔아야하는 부담이 생졌다. 하지만 그 부담은 한 마디로 기우에 불과했다. 시중 가격보다 1만원이나 더 주고 구입하지만 백숙할 때 넣으라고 주시는 양념이 산중에서나 구할 수 있는 귀한 것들이었다. 밭 마늘이며 대추, 헛개나무, 금은화, 느릅나무 껍질(유근피) 등등이 담겨있는 천연 약용 양념을 함께 주시니 말이다. 이렇게 하니 테스트 성으로 구입했던 백숙용 오리를 나눠 먹었던 분들에게서 바로 재 주문이 들어왔고 그래서 '판매가 잘 될까!' 했던 걱정은 기우에 불과했던 것이다.

떠날 때 멀리까지 나와 손을 흔들어주시는 선생님을 뒤로 하고 돌아오는 차 안에서 도는 얘기가 그 농장에 대해 한 마디로 요약한다. '저 농장에서 나오는 거, 평생 먹게 해 주세요.' 천안에서 내려주고 분당에서 헤어져 몰고 오는 차 안에서 생각한다. '좋은 먹거리를 나누는 분들의 머릿속에 확신을 심어준 이번 여행! 보기에도 참으로 고왔고 삶에도 곱디고운 여행을 다녀왔다.'고 말이다..

1. 천안에 처가가 있는데 우리가 중간에 식사를 했던 그 매운탕 집과 불과 걸어서 10분 거리에 있었다. 세상 참으로 좁다더니. 한 가지 더 놀라운 것! 매운탕을 먹으면서 식재료로 잣을 쓰는 음식도 있다는 얘기가 나와서 얼마짜리 잣을 사용하느냐고 했더니 '지난 번 선배님이 주셨던 잣'을 사용한다는 거다. 너무 놀랐다. 그거 '가평 잣'이라 비싸서 가족 간식용으로 구입한 줄 알았더니 식당에서 사용하려고 구입했던 것이다. 이것 참. 우리나라 일반 식당 중에서 '가평 잣'을 업소에서 사용하는 식당 있으면 나와 보라고 하고 싶다. 아마 그 가격대의 음식을 파는 식당 중에서는 천안 그 식당 하나 밖에 없을 것 같다. 그러니 다른 재료는 도대체 뭐를 사용하는지 상상이 안 가지만 그 식당에서 만드는 음식에 대한 믿음은 만 배도 더 커졌다. 하긴 원래 후배와의 만남도 우연이었다. 좋아하는 추어탕이지만 원래의 미꾸라지 기운보다 훨씬 약한 기운을 가진 음식들로 만들어져 나와서 늘 불만이었던지라 제대로 만드는 곳을 찾다가 우연히 방문해 먹어 본 추어탕이 예사롭지 않아 주위 사람 10여명과 함께 계산된 방문을 통해 몇 가지 테스트 결과 내 생각이 맞았음에 주인을 불러 '거리가 멀어 자주 방문해 먹어볼 수 없으니 온-라인 판매를 해 주세요.'라고 통 사정을 하던 중 우연히 그 주인이 고등학교 후배임을 알게 되어 거

의 강제로 온-라인 판매를 하게 되었으니 아무튼 우연치고는 꽤 괜찮은 먹거리를 수확하는 계기가 되었다.

2. 양산에 계신 도예가 선생님과 경북에 계신 인산 선생님 제자인 산중 '유황오리'를 기르시는 선생님 모두 산에서 지내셔서 그런지 살이 고와 보였다. 그리고 산에서 자라는 약초들의 기능에 해박하셔서 그런지 일반 의료로는 낫기 힘들다는 병들도 천연 약초들만 가지고도 호전시키는 경우가 자주 있다고 하셨다. 참으로 우리나라는 주역의 방위상 '의성[醫聖]'이 많은 '간방[艮方]'에 위치해 있다더니 두 분을 뵈니 그 말이 사실이란 생각이 든다.

순대 = 코리안 씨레이션

　순대를 무척 좋아하는 나로서는 초등학교에 다닐 때부터 혼자서 시장에 가곤 하였다.
　어린 초등학생이 혼자 온 것을 기특하게 여겨 특별하게 많이 썰어주시는 그 순대를 먹으며 '참 행복하다.'는 생각을 한 기억이 머리 속에 늘 남아 있다.
　그런데 학업 때문에 서울에 온 뒤로는 그런 기억을 추억으로만 가지게 되었다. 도무지 서울 근교에서는 그런 순대를 먹을 수 없게 된 것이다.

징기스칸이 세계를 호령하던 시대의 몽골 군대들 전투식량이었다는 그런 '식량감'으로서의 순대가 아니라 그저 모양만, 무늬만 순대인 아니 오히려 순대의 격을 떨구어 불량식품으로 취급당할 정도로 만들어 파는 것이었으니 말이다.

순대안의 내용물이 식량으로서가 아니라 그저 씹히는 느낌을 갖게 하거나 모양만 그저 그렇게 가지도록 넣었으니 그게 무슨 영양식으로서 가치가 있을 것인가? 거기에 껍데기는 식용비닐로 만들었으니 영양은 없고 씹는 느낌만 주는 개껌과 무슨 차이가 있는지. 아니 개껌은 그래도 어느 정도 영양에 관심을 가지고 만들었다고 했으니 우리가 시중에서 접하는 순대보다는 훨씬 나을 것이다.

무릇 우리의 순대란 한국인의 참살이 식량인 것이다. 서양인의 식량 중 전통적으로 만든 소세지나 햄 인 것이다. 그런 소세지나 햄이 나쁘게 길러 나쁜 원료로 만든 것이 아니라 과거의 원료처럼 좋은 원료로, 과거처럼 좋은 방식으로 만든 것이 전통적으로 좋은 식량이었던 것처럼 우리의 참살이 식량 중 하나가 바로 순대인 것이다.

참살이 먹거리가 유행이다.

옛날 방식으로 살아왔던 선조들이 가졌던 좋은 먹거리 중 하나인 순대. 전투식량으로 손색이 없었던 그 순대를 원래의 자리로 돌릴 일이다. 코리안 씨레이션 중 하나로서 그 어디 내 놓아도 손색이 없도록 말이다.

아무리 좋은 순대라 해도 아이들은 늘 접하던 순대를 선호한다.
바로 '당면순대' 말이다.
떡볶이에 넣는 순대도 '당면순대', 분식집에서 파는 순대도 '당면순대'다.
원가를 줄이는데 그보다 더 좋은 방법이 없겠지만 그것은 아이들 건강에 도움이 될 만한 먹거리가 아니다.
그래서 생각해 봤다.
아이들에게 좋은 순대를 먹게 할 수 있는 방법을 말이다.
그래서 생각해 낸 것이 바로 '치즈순대'다.
좋은 먹거리로 뭉쳐진 원래의 순대소에 '피자치즈'와 벌집꿀에서 내린 '꿀', 그리고 쌀로 만든 '조랭이 떡'을 함께 넣는 것이다.
그래서 만들어져 이름 붙여진 순대가 바로 '치즈순대'다.
특허를 출원했으니 누가 나보고 만들지 말란 얘기는 하지 않을 터이다.
이 '치즈순대'를 먹어 본 아이들 대부분이 이야기한단다.

'엄마, 나 내일 그 "치즈순대" 먹고 학교 가게 해 주세요!'라고 말이다.

밤에 공부하면서 바로 간식으로 먹었던 그 순대를 다음 날도 또 먹고 싶은 것이다.

일반 '당면순대'를 선호했던 아이들에게 우리의 전통적 건강을 함께 선사할 수 있는 길이 열린 것이다.

아울러 '수험생 아이들에게 먹이면 좋다는 견과류를 어떻게 하면 먹일 수 있을까.' 고민하는 학부모들의 필요를 충족할 수 있는 순대도 있다.

'치즈순대' 속에 넣을 순대소에 견과류를 추가한 것이다.

'호두, 대추, 땅콩, 잣, 더덕.'

평소 아이들에게 먹이고 싶었던 것들을 함께 넣으니 아이들은 치즈 맛으로 먹고 부모들은 건강을 먹이는 합일점이 생긴 것이다.

그 순대는 '영양순대'라는 명칭으로 특허를 받았다.

중생대부터 살아 병에 걸릴 일이 없다는 '타조'의 내장을 이용하여 만든 순대, 돼지 내장을 이용하면서 마음에 걸리는 항생제 문제를 해결한 순대도 '타조순대'라고 특허를 받았는데 원료를 구하기 쉽지 않아 상용화하기는 아직 시간이 필요하다.

돼지에 천연항생제를 먹여 키워내어 그 돼지로 만든 순대가 만들어지면 그것이 진정한 '참살이 씨레이션'이 될 터이다.

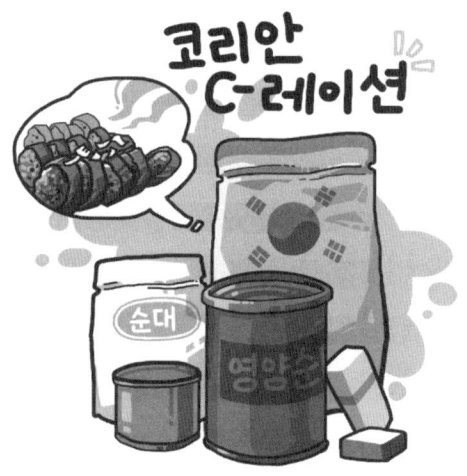

• 에필로그

책에서 나오며…

'한 번 책을 내 봤으니 두 번째 책이야 뭐!' 하며 보낸 세월이 1년이 넘는다.

'원고 대부분이 준비가 됐으니 조금만 노력하면 금방 책을 낼 수 있을 거야!'라며 느긋한 자신감으로 보낸 세월이 책을 내겠다고 마음먹은 시간보다 더 길었다. 그러면서 배운다. '그래, 끝내야 끝나는 거야!'라고 말이다.

책을 마치면 늘 가지게 된다는 여운이 무엇인지 짐작이 된다. 그래서 나름대로 그 여운의 양이라도 줄여보기 위해 적잖이 노력했는데 역시 이번의 여운도 꽤 될 것 같다.

책에 이름을 붙이는데 '아! 바로 이거야.' 할 만한 것이 없었다.

어찌됐든 내 생각의 표현이니 연속성이 있어야겠고 '우리 몸이 자연에서 비롯되었으니 자연으로 돌아가야 원래의 우리 몸 건강을 유지할 수 있다.'는 내용도 들어가야 하겠고 '뭔가 독특해 보여야만 하는 바람의 기질을 가졌으니 그에 맞는 unique한 제목'을 찾기가 힘이 들었다.

장고 끝에 악수 둔다는 얘기처럼 될까 하여 부랴부랴 제목 선정을 마무리 했는데 역시 여운이 대단하다.

그렇다고 다른 방법이 있는 것도 아니니.

여기까지 읽으신 분이라면 나름 내 생각을 이해해주실 터. 앞에서 멈추신 분이라면 어느 부분이든 오해의 소지가 있을 것이지만 말이다.

이번에는 머리 좀 썼다. 여기 저기 모아 놓은 원고를 분류를 통해 책 한 권 더 낼 수 있도록 모아 놓은 것이다.

물론 그 원고들도 끝내야 끝나는 것이다.

나름 글을 쓰는 목적 중 하나는 이런 이론도 있다는 것에 대해, 황당해 보이긴 하지만 그럴 수도 있다고 여겨지는 초과학적인 사실에 대해 우리가 그 과정을 규명할 수 없다고 외면하지는 말자는 것이다.
 마치는 글이 또 길어졌다.
 고마운 마음, 거기에 보라빛 들국화 마음 더 올리면서 우왕좌왕은 이만하기로 한다.
 (별난 치과의사의 건강 씨레이션)